漢字脳活ひらめきパズルを行えば

脳は何歳からでも活性化し若返ります！

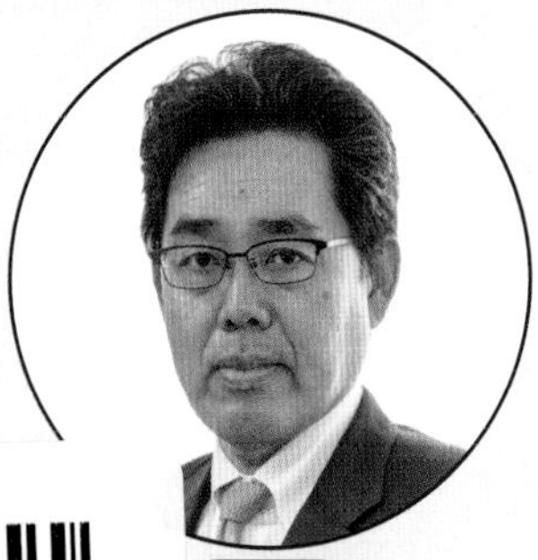

監修
北大学教授
川島隆太

物忘れが多くなった、「アレ」「ソレ」が増えた、
イライラする、やる気が出てこない…
これらは脳の司令塔である
「前頭前野」が衰えたサインです。

脳は20歳を過ぎたころから衰えてきます。
しかし、何歳からでも脳は鍛えれば活性化し、
若返らせることが可能です。

脳を鍛えるには、
毎日トレーニングをすることが重要。
そのために役立つのが、本書のパズルです。

毎日違ったパズルを実践でき、
飽きずに楽しく、
ワクワクした新鮮な気持ちで
脳のトレーニングができます。

毎日の脳のトレーニングの積み重ねで
脳は確実に若返っていきます！

川島隆太先生 プロフィール

1959年、千葉県生まれ。1985年、東北大学医学部卒業。同大学院医学研究科修了。医学博士。スウェーデン王国カロリンスカ研究所客員研究員、東北大学助手、同専任講師を経て、現在は東北大学教授として高次脳機能の解明研究を行う。脳のどの部分にどのような機能があるのかという「ブレイン・イメージング」研究の日本における第一人者。

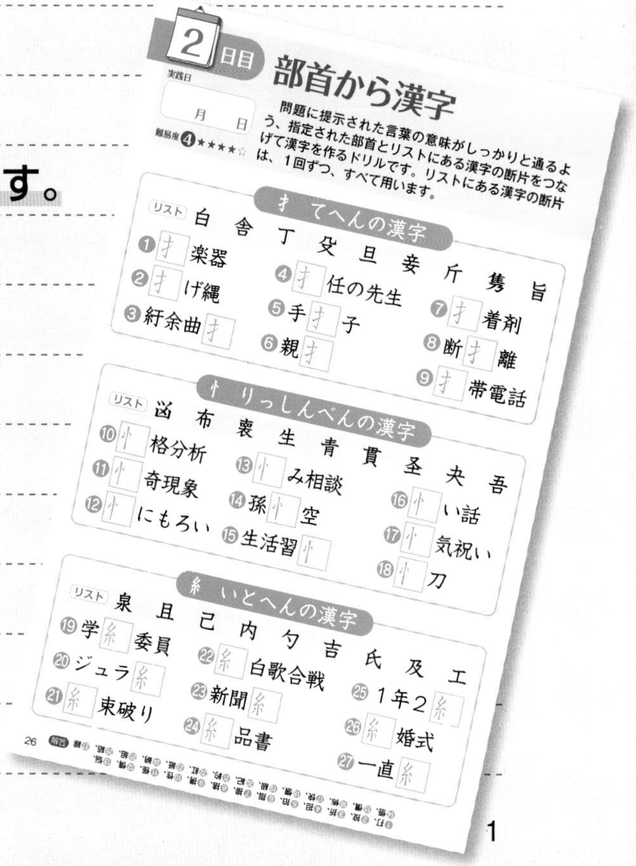

毎日脳活 スペシャル
漢字脳活
ひらめきパズル⑨

女優 宮崎美子さん

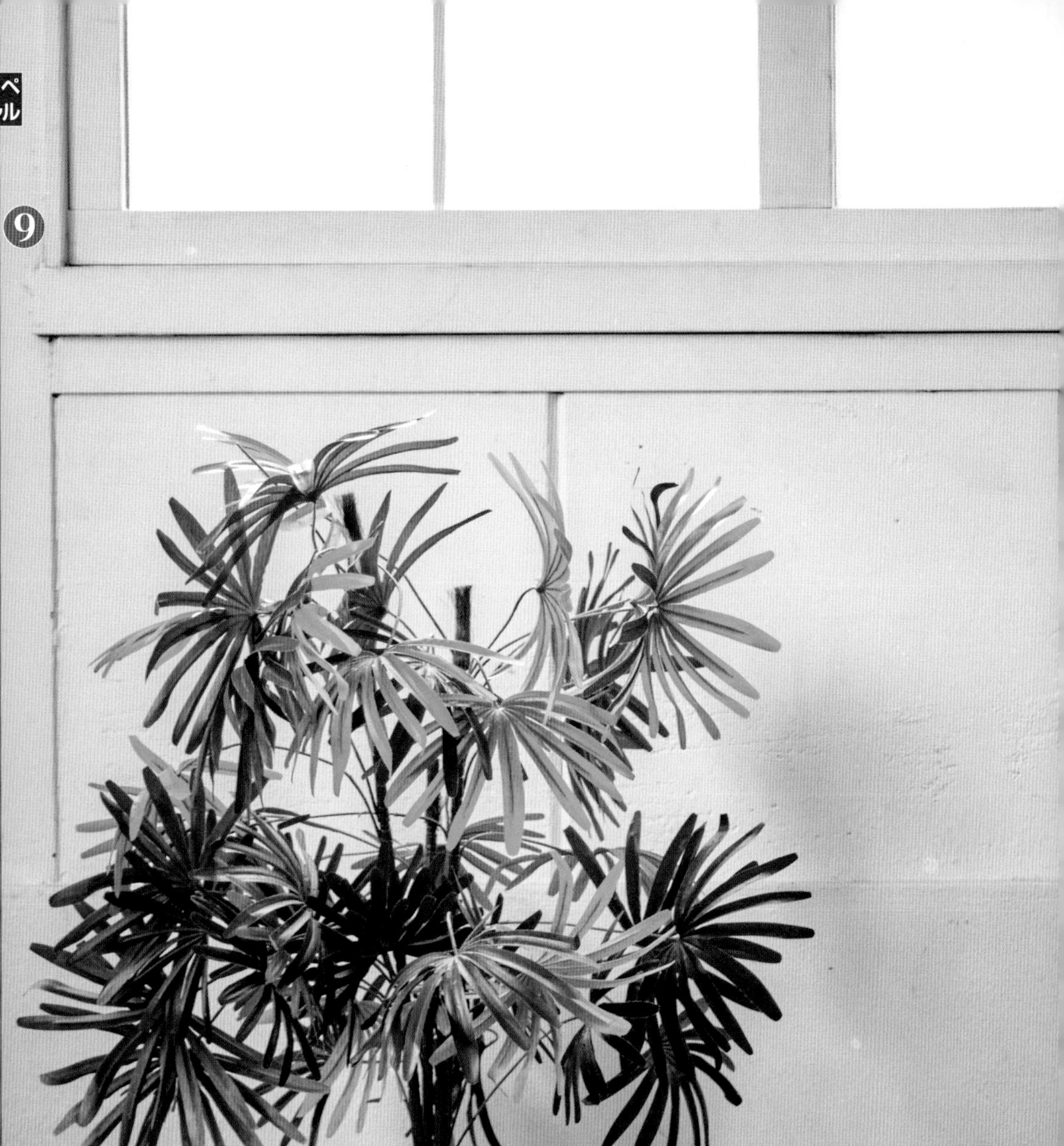

撮影◎石原麻里絵(fort)
ヘアメイク◎岩出奈緒
スタイリスト◎坂能翠(エムドルフィン)
衣装協力◎ブラウス、スカート/ともにオールド イングランド/三喜商事☎03-3470-8245
パールブローチ、パールイヤリング/ともにPerlagione☎078-291-5088
リング/ Kinoshita pearl☎078-230-2870
サンダル/銀座かねまつ/銀座かねまつ6丁目本店☎03-3573-0077

懐かしい昭和を思い出すことで明

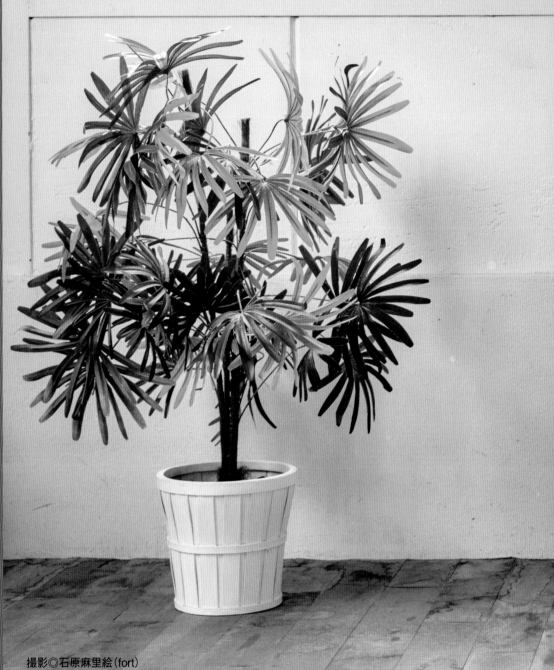

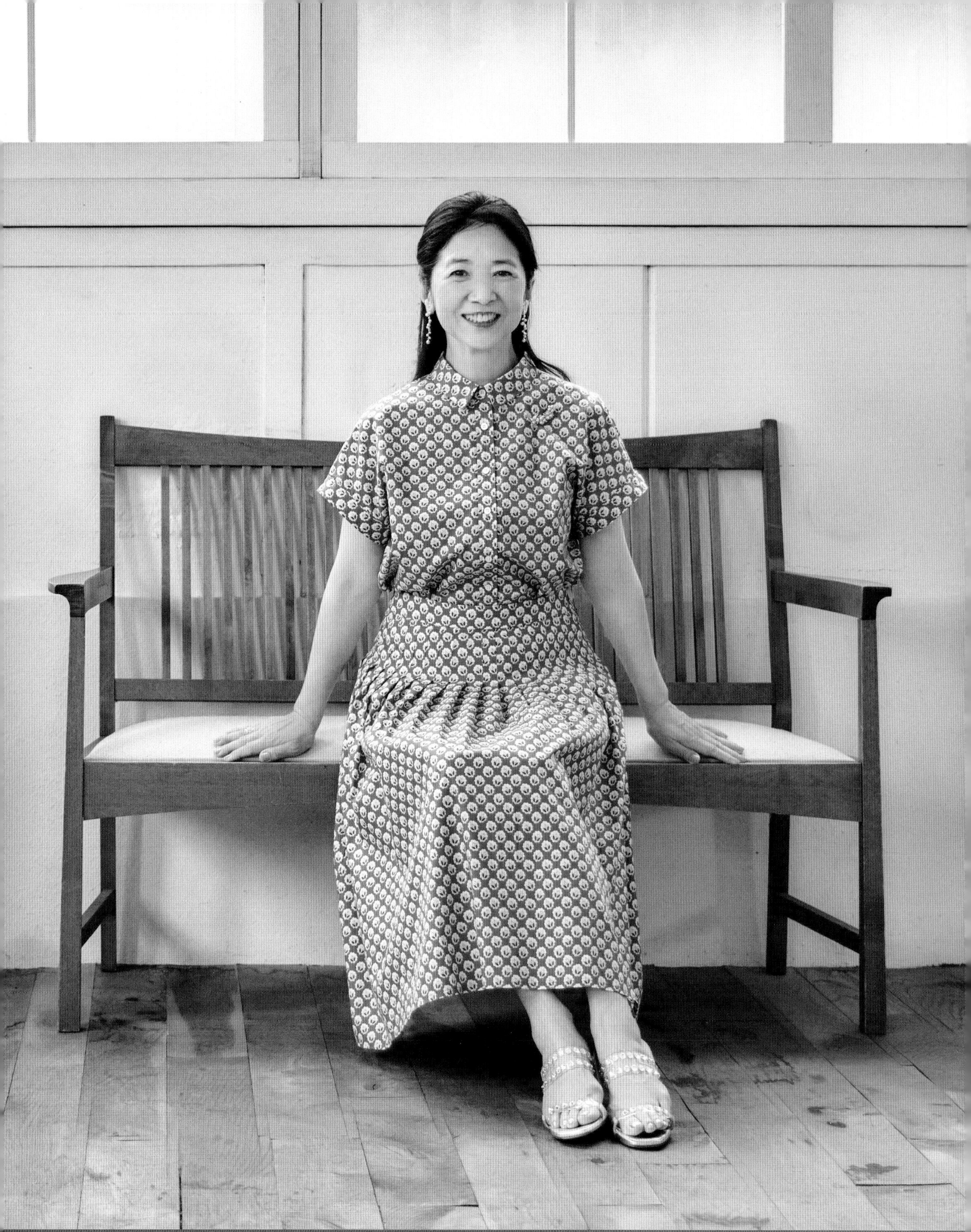

日への活力が生まれます

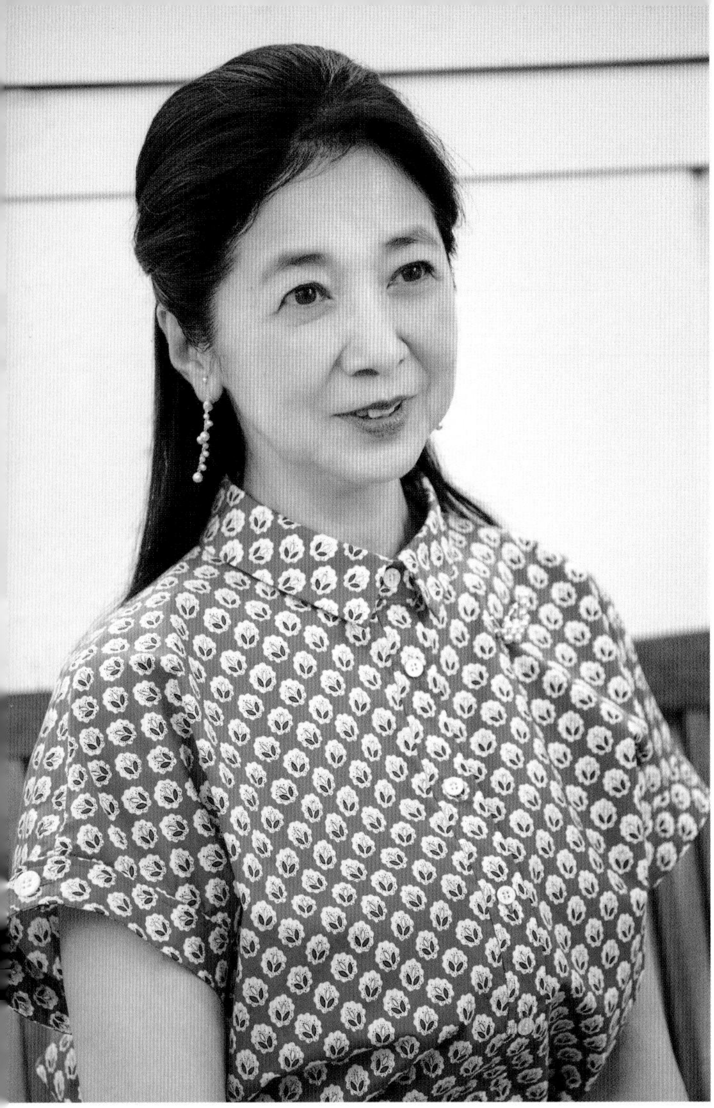

昭和の思い出を取り出せば物忘れの防止に役立つかも

私たちの世代って、どうしても、脳に保存してある知識が引き出しにくくなります。いわゆる「物忘れ」「ど忘れ」で、もちろん私も例外ではありません。思い出す力って、どうしても衰えてしまいがちですよね。

そんなときは、自分の生まれ育った「昭和」の時代のことを思い出してみてはいかがでしょうか。

私は、先日まで、昭和の文化を語り継ぐラジオ番組のパーソナリティを務めていました。その番組では、昭和の時代にご活躍された方をゲストとしてお呼びし、お話を伺います。そこで、「あのとき、私はこうだったなあ」って自分のことを思い出すと、脳のどこかにしまってある思い出を取り出すことになります。それって、物忘れやど忘れを防ぐために、とてもいいことかもしれませんね。

それだけではありません。昭和の時代を振り返って、この時代にそんなことあったなって自分の人生を思い返す。しみじみ懐かしむことに加えて、そういう時代もあったから、今こうして生きているんだなって思うことが、明日もまた頑張ろうっていう活力につながっていく。昭和の時代を思い出すって、実はそういうことなんじゃないかなって、私は思います。

木登り、ゴム飛び、リリアン。懐かしい昭和の遊び

私の生まれ年は昭和33年。東京タワーと同い年ですね（笑)。昭和30年代といえば、ちょうど高度経済成長期のさなかで、すべてが右肩上がりの時代だったように思います。

子供のころは、木登りが大好きでした。今ボルダリング（壁登り）をやっているのは、その影響も少しはあるのかな。

木登りに目覚めたのは幼稚園のとき。自宅の庭に桃の木が何本かあって、その中に１本だけ、実のなる木があったんですね。その木に登って遊んだのが最初です。歩いたり走ったりするのとは別の動きで、ちょっとでも地上を離れることが、子供なりにワクワクした

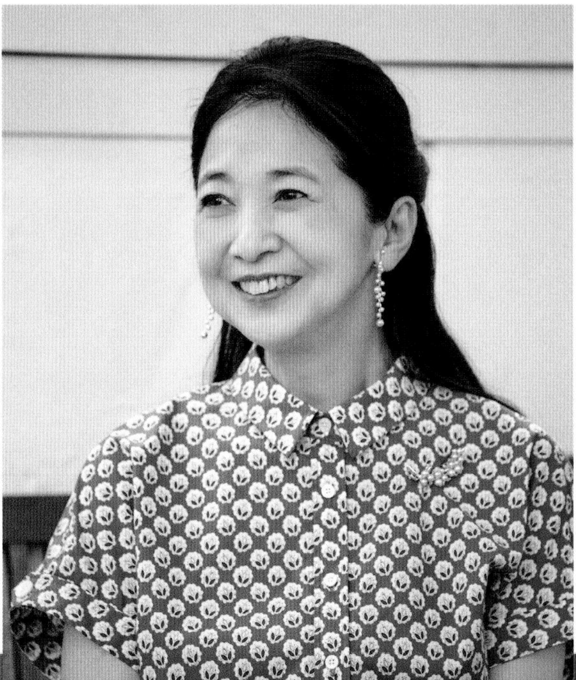

のかなって思います。

あと、木に登ると、実が手に入るというごほうびがありますよね。毛虫もついてくるのはイヤでしたけど（笑）。

木だけでなく、高い塀に登って遊ぶことも、よくしました。今の子供たちは、そういう遊びはしないのかな。確かに危ないといえば危ないのかもしれないけど、昭和の遊びってなんかそんな感じでしたよね。同世代以上のタレントさんと、子供のころの木登りの話で盛り上がることも多いんですよ。

もちろん、木登りだけでなく、女の子らしい遊びも大好きでした。当時は、なんといっても「ゴム飛び」が大人気。説明するまでもないんですけど、ピンと張ったゴムに足を掛けたり、飛び越えたりする遊びです。いろんな飛び方があるんですよ。

家の中では「リリアン（子供用の手芸セット）」をよくやっていましたね。自分の手できれいなものを作るのが楽しくて。

当時の男の子は何をやって遊んでいたんだろう。野球、銀玉鉄砲、鬼ごっこ、メンコとかかな。昭和の時代は女の子と男の子の遊びがはっきりと分かれていましたものね。

そういえば、先日、移動で航空機を利用したときに、機内サービスでメンコをいただきました（笑）。アニメのキャラクターものでしたけど、今の子供たちはメンコの遊び方なんて知らないんだろうなあ。まさに「昭和は遠くになりにけり」ですね。

そろばん教室、プロ野球でビール。まさに昭和の風景ですね

昭和の勉強といえば、「そろばん」を思い出します。近くの公民館に、そろばんを教えてくれる大人がいたんですよ。小学生のときに、そこで教わりました。精進のかいあって、そろばん３級です。

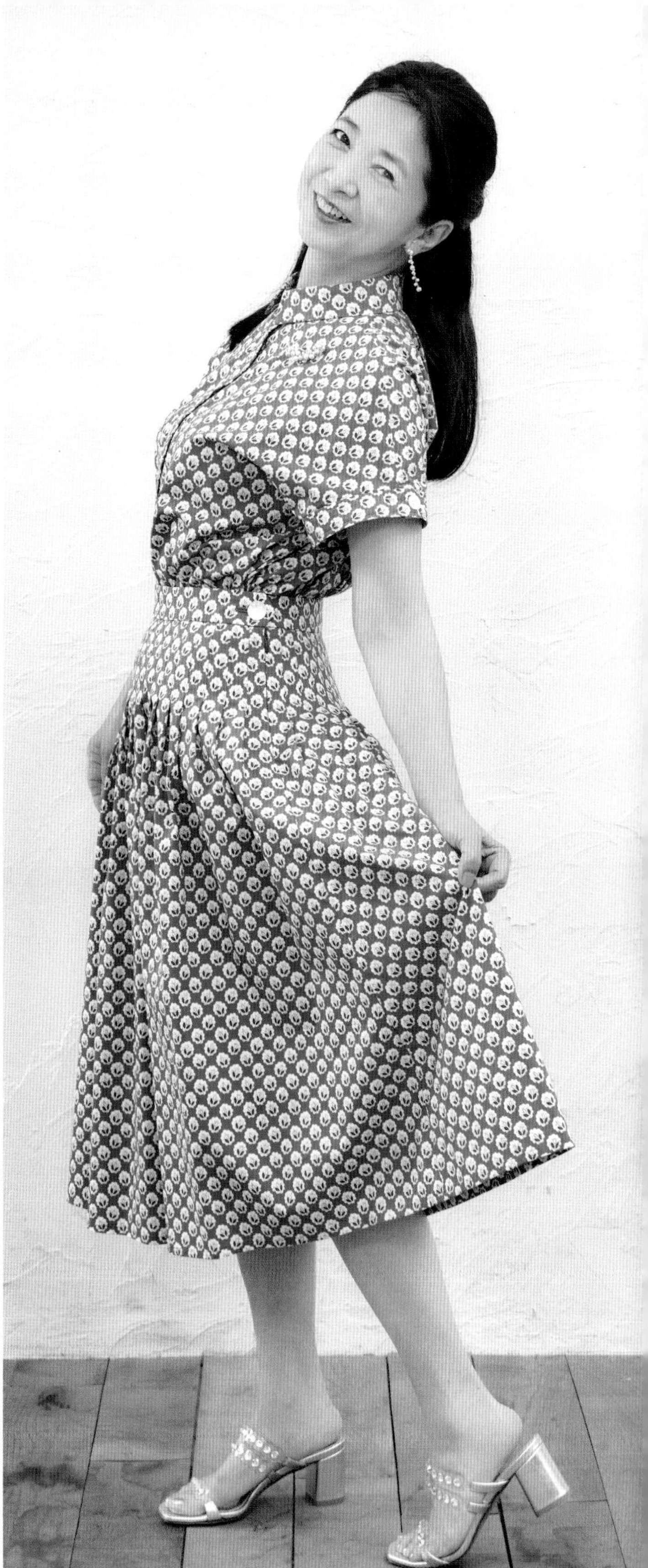

Profile

宮崎美子さん

1958年、熊本県生まれ。
1980年に篠山紀信氏の撮影で『週刊朝日』の表紙に掲載。同年10月にはTBSテレビ小説『元気です！』主演で本格的デビュー。
2009年には漢字検定１級を受けて見事に合格。現在では映画やドラマ、バラエティ番組と幅広く活躍している。2020年にデビュー40周年を迎えた。

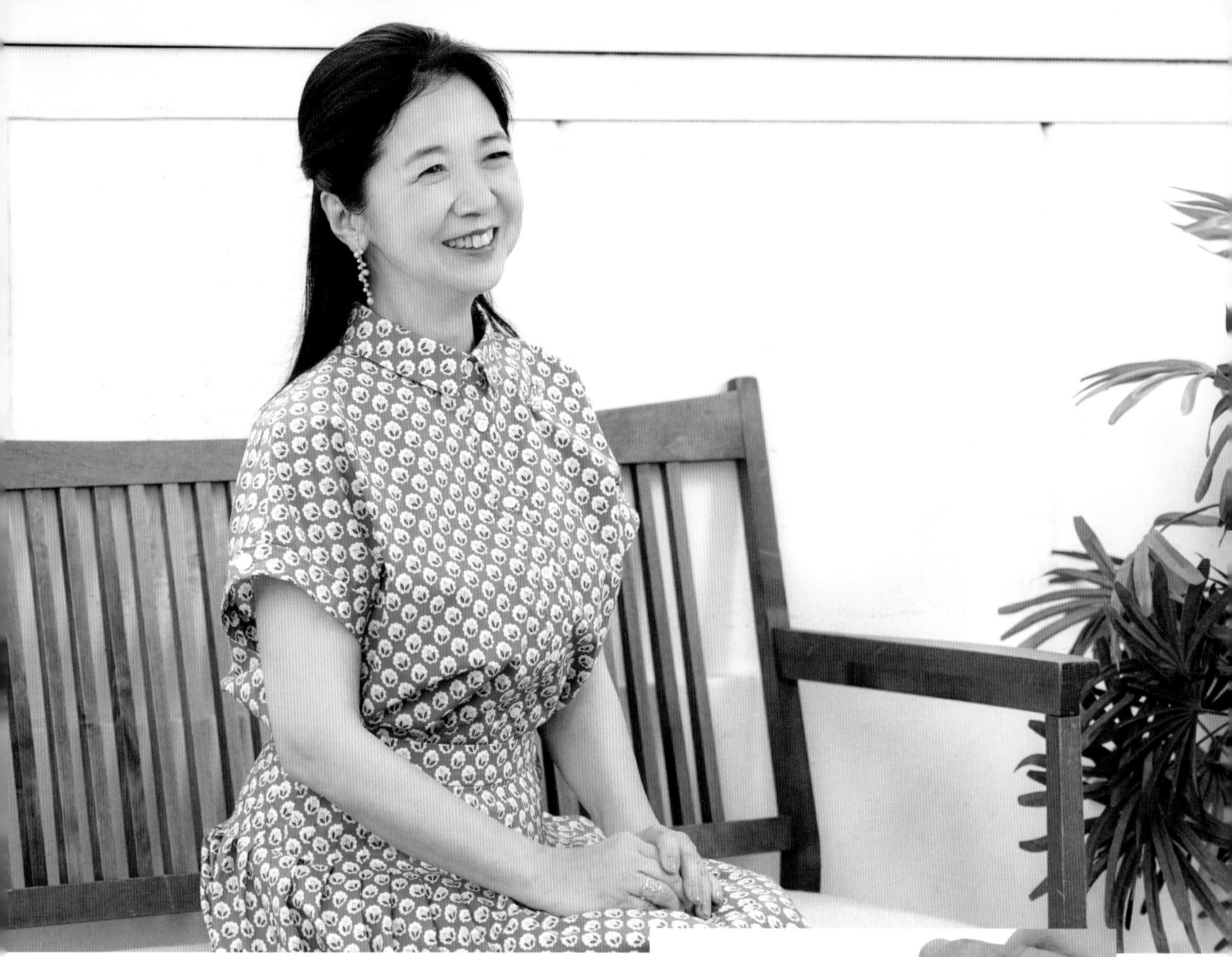

放課後に自転車で公民館に行って、友達とみんなでそろばんをパチパチとはじいて、家に帰ると父親がテレビでプロ野球やプロレス中継を見ながらビールを飲んでいる。まさに昭和の風景ですね。

中学生のときは、「計算尺」を使っていました。学校に「計算尺クラブ」という部活動があって、そこに所属していました。大会とかもあったんですよ。

以前、出演したクイズ番組で解答者全員に部活動のアンケートが行われたのですが、私より年下の解答者の中で、計算尺を知っている人は誰もいませんでした。私の時代は学校の授業で教わったんですけどね。戦時中にゼロ戦の設計にも使われたという話もあり、昔の映画で設計士さんが出てくるシーンでは、必ずその横に計算尺が映っていたくらい、重宝されていたようです。

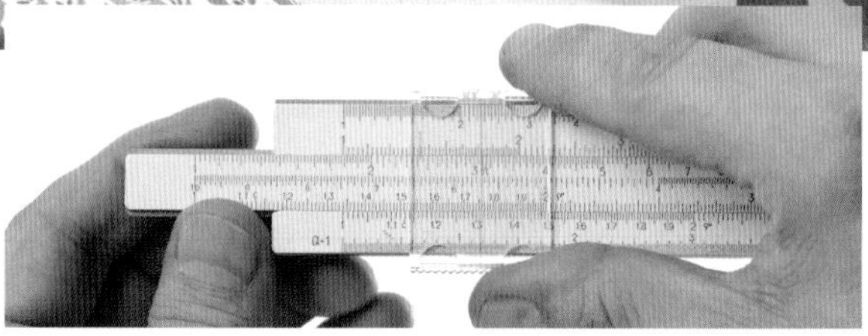

これが計算尺です

昭和を思い出すことは年を重ねたからこその楽しみ

こうして昭和時代のことを振り返っていくと、何か１つのことを思い出すたび、それに関連することも「あーそうだったそうだった」って次々と思い出していくんですね。

それは、確かに思い出す力を鍛えることにもつながるんでしょうけど、何より、昔のことを思い出すって楽しいですよね。昭和を思い出すことは、年を重ねたからこそ得られる楽しみという、そういう面も大きいかなと思います。

ところで、我が家では「日めくりカレン

ダー」を使っています。まさに昭和！って感じがしませんか？

実はこれ、毎日１つずつ、難読漢字を勉強できるという日めくりカレンダーなんです。そんなには難しくないんですけど。私にはね(笑)。

仕事関係の方からプレゼントされたもので、最初は「え？どうして私に？」なんて思いました（笑)。でも、１ヵ月に１日くらい「あ、間違って覚えてた！」って気づかされることがあるんですよ。

そんなときは、やっぱり悔しいなと感じるのと同時に、まだまだ足りないなあと思います。漢字に限ったことではありませんが、学びつづけること、これが大切だと感じます。読者のみなさんといっしょに、これからも楽しく勉強していきたいですね。

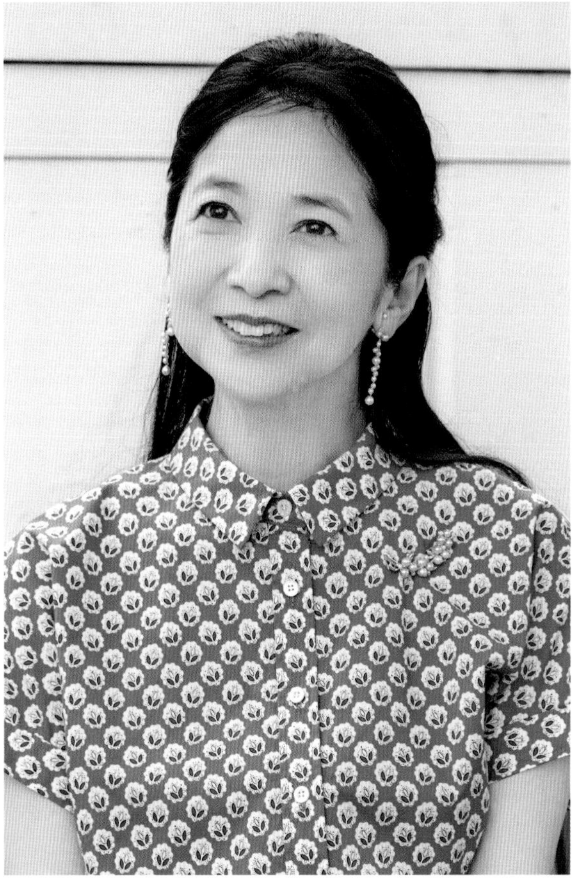

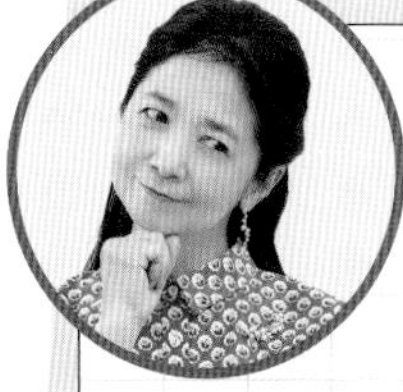

今月のおまけトリビア

私のふるさと熊本の難読地名クイズ

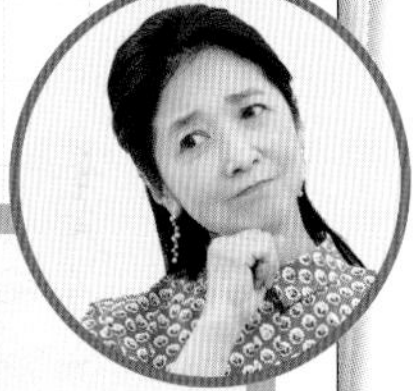

「熊本の難読地名クイズ」5回目のお題は「壺川」です。ここは熊本市の中心に位置する地域ですが、真横に「坪井川」という川が流れていることから「つぼかわ」と読んでしまいそうな地名です。ちなみに、お隣に「坪井」という地名もしっかりとあります。なぜ「坪」ではなく「壺」なんでしょうね？なんと読むか考えてみてください。これを一発で読めたらすごいです！

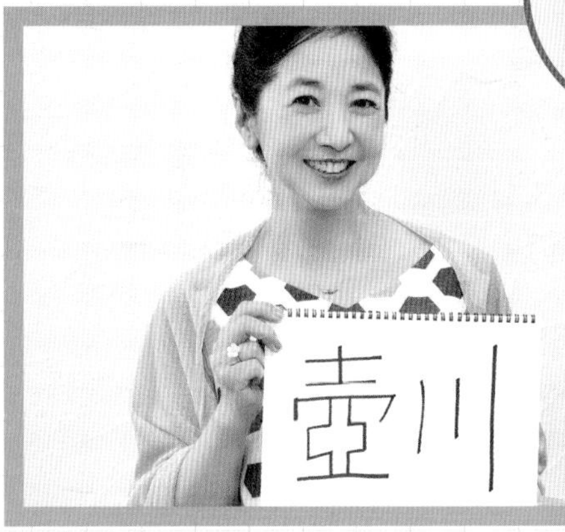

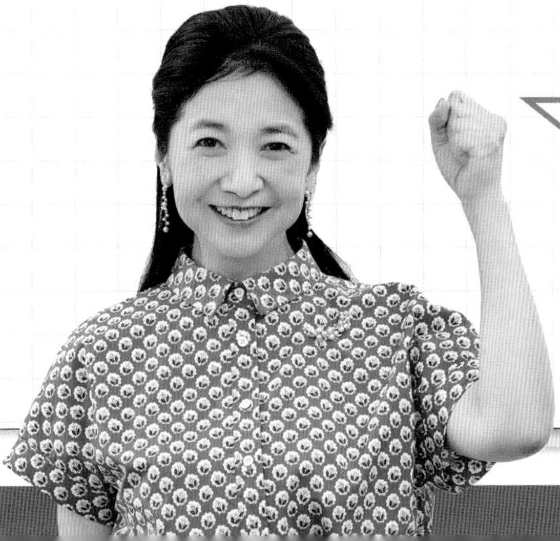

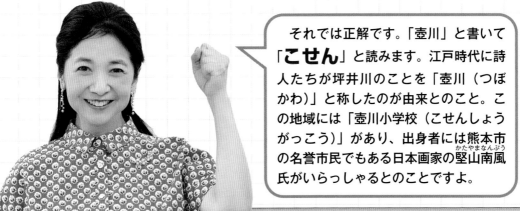

それでは正解です。「壺川」と書いて「**こせん**」と読みます。江戸時代に詩人たちが坪井川のことを「壺川（つぼかわ)」と称したのが由来とのこと。この地域には「壺川小学校（こせんしょうがっこう)」があり、出身者には熊本市の名誉市民でもある日本画家の堅山南風（かたやまなんぷう）氏がいらっしゃるとのことですよ。

宮崎美子さんが出題！

漢字教養トリビアクイズ❾

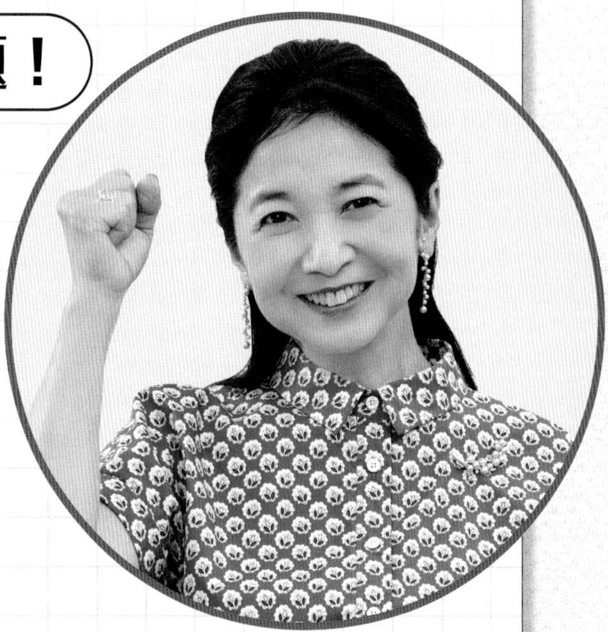

「漢字教養トリビアクイズ」第９回です。

今回のトリビアクイズは、巻頭インタビューの内容にちなみまして、「昭和」を題材にした問題を出題してみました。「あのとき自分はどうしていたかな」などと、ご自身のことと重ね合わせながら、楽しんで解いてみてください。

昭和の時代は、決して楽しいこと、明るいことばかりではありません。つらい事故や事件、災害も少なくありませんでした。でも、そういうこともあってこその昭和だと思うのです。読者のみなさんが昭和を振り返りながら新しい時代を明るく生きるため、少しでもお役に立てればうれしいです。

宮崎美子さんが出題！漢字教養トリビアクイズ❾ 目次

1 昭和の出来事思い出しクイズ

昭和時代の出来事を集めました。赤字部分を漢字にして□に書き入れてください。

①昭和7年　【きげきおう】チャールズ・チャップリン初来日

⇒□□□

②昭和12年　【ろこうきょう】事件勃発（日中戦争）

⇒□□□

③昭和26年　黒澤明監督の映画【らしょうもん】が

ヴェネツィア国際映画祭金獅子賞を受賞⇒□□□

④昭和29年　初の【しゅうだんしゅうしょくれっしゃ】

（青森～上野間）が運行⇒□□□□□□

⑤昭和33年　【いわとけいき】始まる⇒□□□□

⑥昭和36年　大相撲【はくほう】時代幕開け⇒□□

⑦昭和38年　ケネディ【だいとうりょう】暗殺⇒□□□

⑧昭和43年　作家の【かわばたやすなり】が

ノーベル文学賞受賞⇒□□□□

⑨昭和52年　プロ野球の王貞治選手が【こくみんえいよしょう】

を受賞⇒□□□□□

⑩昭和60年　日本航空123便が【おすたかやま】に墜落

⇒□□□□

⑪昭和61年　【よしのがり】遺跡発見⇒□□□□

⑫昭和63年　【せいかん】トンネル開通⇒□□

2 昭和の道具クイズ

主に昭和時代に活躍した道具を集めました。□に正しい読み方を書き入れてください。

出演したクイズ番組で「鴨居の反対は？」という問題が出たことがあります。正解は「敷居」でした。

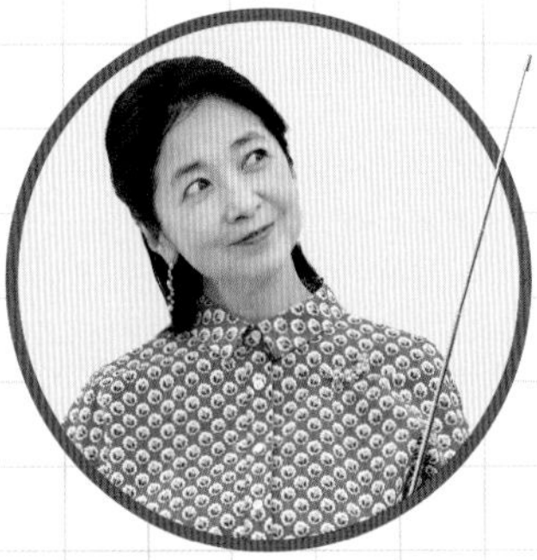

① 湯湯婆 ⇒ □
② 炬燵 ⇒ □
③ 提灯 ⇒ □
④ 鴨居 ⇒ □
⑤ 紙縒 ⇒ □
⑥ 鹿威 ⇒ □
⑦ 蚊帳 ⇒ □
⑧ 囲炉裏 ⇒ □

3 昭和の歌謡曲クイズ

昭和時代のヒット歌謡曲を集めました。赤字部分を漢字にして□に書き入れてください。

① 昭和32年　若山彰「喜びも悲しみもいくとしつき」⇒ □□□
② 昭和35年　橋幸夫「いたこがさ」⇒ □□□
③ 昭和39年　美空ひばり「やわら」⇒ □
④ 昭和47年　ちあきなおみ「かっさい」⇒ □□
⑤ 昭和47年　ガロ「学生街のきっさてん」⇒ □□□
⑥ 昭和56年　寺尾聰「ルビーのゆびわ」⇒ □□
⑦ 昭和61年　美空ひばり「愛さんさん」⇒ □□
⑧ 昭和63年　欧陽菲菲「雨のみどうすじ」⇒ □□□

4 日本の神話クイズ

日本の神話に出てくる言葉を集めました。各問、ひらがなは漢字に、漢字はひらがなにそれぞれ直してください。

① あまてらすおおみかみ ⇒ □□□□□

② やまとたける ⇒ □□□□

③ おおくにぬしのかみ ⇒ □□□□

④ すさのおのみこと ⇒ □□□□□

⑤ 天宇受売 ⇒

⑥ 木花咲耶姫 ⇒

⑦ 八咫烏 ⇒

⑧ 高天原 ⇒

5 宝石の和名クイズ

ほとんどの宝石には、漢字からなる和名がつけられています。各問の宝石の和名が示す宝石名をヒントから選んで解答欄に書き入れてください。

「石っこ賢さん」と呼ばれるほど鉱物好きな作家・宮沢賢治さんの小説には、こうした鉱物や宝石の漢字が数多く出てきます。宮城県一関市の「石と賢治のミュージアム」には、世界じゅうの鉱物が展示されていますよ～。

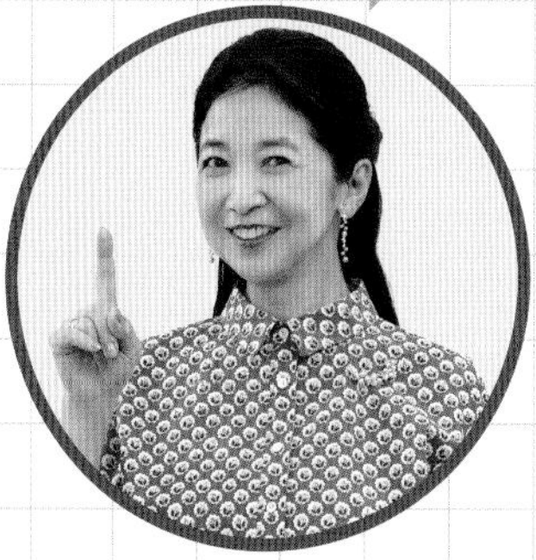

① 電気石 ⇒

② 金剛石 ⇒

③ 蛋白石 ⇒

④ 紅玉 ⇒

⑤ 翠玉 ⇒

⑥ 玻璃 ⇒

⑦ 紫水晶 ⇒

⑧ 瑠璃 ⇒

ヒント

アメシスト　エメラルド　オパール　クリスタル
ダイヤモンド　トルマリン　ラピスラズリ　ルビー

6 読めるけど書けない漢字クイズ

「なんとなく読めるけど、いざ書くのは難しい」という言葉を集めました。ヒントから漢字を選んで、各問のひらがなを漢字で書いてください。間違えないよう正確に書き取りましょう。

①あぐら ⇒ □□

②かいり ⇒ □□

③じゅんしゅ ⇒ □□

④しんちょく ⇒ □□

⑤せいきょ ⇒ □□

⑥どくろ ⇒ □□

⑦はたん ⇒ □□

⑧はんれい ⇒ □□

ヒント

離	逝	去
例	綻	坐
乖	捗	守
髏	胡	髑
	破	遵
	凡	進

7 漢数字入り四字熟語クイズ

□に漢数字を入れて、四字熟語を完成させてください。

① □罰□戒

② □粒□倍

③ □攫□金

④ □騎当□

⑤ □天□海

⑥ □風□雨

⑦ 再□再□

⑧ □□代言

⑨ □分□裂

⑩ □年□日

⑪ 笑止□□

⑫ □軍□馬

⑬ □面□臂

⑭ □紘□宇

⑮ 唯□無□

8 鳥の漢字クイズ

鳥の名前を表す漢字を集めました。各問、ヒントの中から当てはまる読み方を選び、解答欄に書き入れてください。

① 烏骨鶏 ⇒

② 啄木鳥 ⇒

③ 信天翁 ⇒

④ 鶺鴒 ⇒

⑤ 矮鶏 ⇒

⑥ 鶫 ⇒

⑦ 鸚哥 ⇒

⑧ 鵞鳥 ⇒

⑨ 梟 ⇒

⑩ 鴫 ⇒

⑪ 赤啄木鳥 ⇒

⑫ 郭公 ⇒

⑬ 山原水鶏 ⇒

⑭ 木葉木菟 ⇒

⑮ 珠鶏 ⇒

問題⑬は昭和56年に沖縄本島で発見された新種の野鳥で、当時大ニュースになりました。ボクシングの世界チャンピオンだった沖縄出身の渡嘉敷勝男さんもこの愛称で呼ばれていましたね。

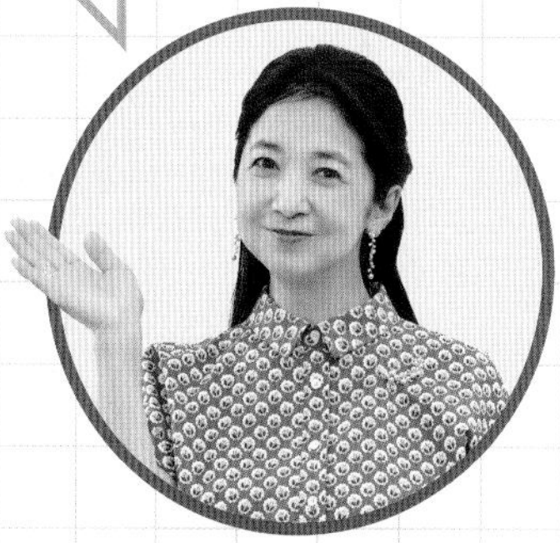

ヒント

あほうどり
あかげら
うこっけい
かっこう
きつつき
このはずく
しぎ
やんばるくいな
せきれい
ちゃぼ
つぐみ
がちょう
いんこ
ふくろう
ほろほろちょう

9 世界の都市名漢字クイズ

アメリカ＝「亜米利加」、フランス＝「仏蘭西」など、海外の国名は漢字で書かれることがありますが、同じように海外の都市名にも漢字表記があります。各問、代表的な都市名が漢字で書かれているので、正しい読み仮名をつけてください。

①盤谷（タイの都市）⇒

②聖保羅（ブラジルの都市）⇒

③布哇（アメリカの州）⇒

④加拉巴（インドネシアの都市）⇒

⑤開羅（エジプトの都市）⇒

⑥法蘭法爾答（ドイツの都市）⇒

⑦士篤恒（スウェーデンの都市）⇒

⑧悉土尼（オーストラリアの都市）⇒

すべて私が訪れたことのある都市名です。問題①はそのまんまですね(笑)。

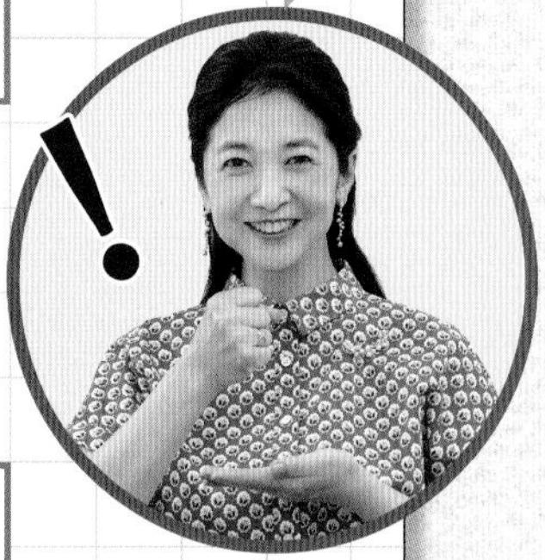

10 ことわざ漢字クイズ

ヒントの中から□に当てはまる漢字を入れて、①～⑧のことわざを完成させてください。

①麻の中の□

②□の軽重を問う

③策士策に□れる

④□食う虫も好き好き

⑤角を□めて牛を殺す

⑥読書百□意自ずから通ず

⑦七重の□を八重に折る

⑧憎まれっ子世に□る

ヒント
矯　鼎　溺　膝
遍　蓬　憚　蓼

11 植物の漢字クイズ

植物の名前を表す漢字を集めました。ヒントの中の漢字を使って正しい名前を完成させてください。

①アジサイ ⇒ □□□

②タンポポ ⇒ □□□

③ワスレナグサ ⇒ □□□

④ヒヤシンス ⇒ □□□

⑤サルスベリ ⇒ □□□

⑥センニチコウ ⇒ □□□

⑦オミナエシ ⇒ □□□

⑧サボテン ⇒ □□□

⑨シャクナゲ ⇒ □□□

⑩カキツバタ ⇒ □□□

⑪オジギソウ ⇒ □□□

⑫マタタビ ⇒ □□□

⑬モクシュンギク ⇒ □□□

⑭ヒナゲシ ⇒ □□□

⑮シロツメクサ ⇒ □□□

漢字検定１級の受検対策で、どうしても最後まで頭に入らなかった漢字の単語帳を作ったんです。先日久しぶりに見返してみたら、なんとそのうち95％が植物の名前でした！

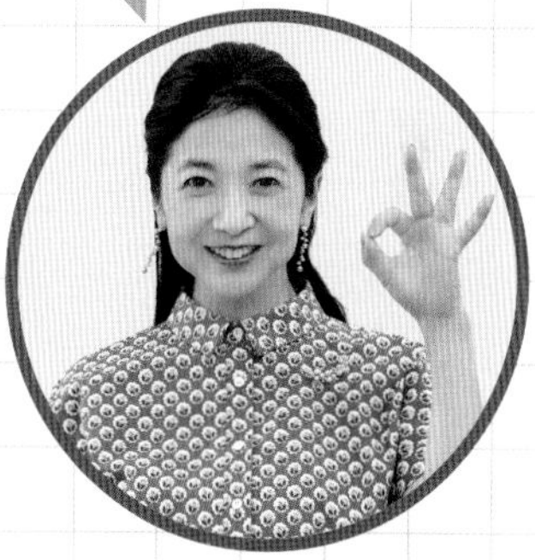

ヒント

木春菊　千日紅

木天蓼　百日紅

勿忘草　雛罌粟

仙人掌　白詰草

燕子花　含羞草

蒲公英　紫陽花

女郎花　風信子

石楠花

漢字教養トリビアクイズ❾ 解答

❶ 昭和の出来事思い出しクイズ

①喜劇王、②盧溝橋、③羅生門、④集団就職列車、⑤岩戸景気、⑥柏鵬、⑦大統領、⑧川端康成、⑨国民栄誉賞、⑩御巣鷹山、⑪吉野ヶ里、⑫青函

❷ 昭和の道具クイズ

①ゆたんぽ、②こたつ、③ちょうちん、④かもい、⑤こより、⑥ししおどし、⑦かや、⑧いろり

❸ 昭和の歌謡曲クイズ

①幾歳月、②潮来笠、③柔、④喝采、⑤喫茶店、⑥指環、⑦燦燦、⑧御堂筋

❹ 日本の神話クイズ

①天照大御神（天照大神）、②日本武尊、③大国主神、④須佐之男命（素戔嗚尊）、⑤あめのうずめ、⑥このはなさくやひめ、⑦やたがらす、⑧たかまがはら

❺ 宝石の和名クイズ

①トルマリン、②ダイヤモンド、③オパール、④ルビー、⑤エメラルド、⑥クリスタル、⑦アメシスト、⑧ラピスラズリ

❻ 読めるけど書けない漢字クイズ

①胡坐、②乖離、③遵守、④進捗、⑤逝去、⑥髑髏、⑦破綻、⑧凡例

❼ 漢数字入り四字熟語クイズ

①一罰百戒、②一粒万倍、③一攫千金、④一騎当千、⑤一天四海、⑥五風十雨、⑦再三再四、⑧三百代言、⑨四分五裂、⑩十年一日、⑪笑止千万、⑫千軍万馬、⑬八面六臂、⑭八紘一宇、⑮唯一無二

❽ 鳥の漢字クイズ

①うこっけい、②きつつき、③あほうどり、④せきれい、⑤ちゃぼ、⑥つぐみ、⑦いんこ、⑧がちょう、⑨ふくろう、⑩しぎ、⑪あかげら、⑫かっこう、⑬やんばるくいな、⑭このはずく、⑮ほろほろちょう

9 世界の都市名漢字クイズ

①バンコク、②サンパウロ、③ハワイ、④ジャカルタ、⑤カイロ、
⑥フランクフルト、⑦ストックホルム、⑧シドニー

10 ことわざ漢字クイズ

①**麻の中の蓬(よもぎ)**　意味：よい環境や人に囲まれていると、影響を受けて自分もよくなること

②**鼎(かなえ)の軽重を問う**　意味：統治者を軽んじてこれを滅ぼして天下を取ろうとすること

③**策士策に溺(おぼ)れる**　意味：策略のうまい人間は自分の策略に頼りすぎて、かえって失敗するということ

④**蓼(たで)食う虫も好き好き**　意味：人の好みはそれぞれで、一概にはいえないということ

⑤**角を矯(た)めて牛を殺す**　意味：小さな欠点を直そうとして、かえって全体をダメにしてしまうこと

⑥**読書百遍(ぺん)意自ずから通ず**　意味：難しい文章でもくり返し読めば、意味が自然とわかってくるということ

⑦**七重の膝(ひざ)を八重に折る**　意味：これ以上ないほど丁寧な態度で頼みごとやお詫びをすること

⑧**憎まれっ子世に憚(はばか)る**　意味：人に憎まれるような者のほうが、かえって世間では幅をきかせること

昭和のクイズはいかがでしたか？インタビューでお話ししたとおり、私の生まれ年は昭和33年。まさにここから、日本のいい時代が続いていくわけです。「巨人・大鵬・卵焼き」なんて言葉が流行したのも、この時代だったかしら。ぜひ、ご家族やご友人と懐かしい記憶をたどって、昔話に花を咲かせてください！

11 植物の漢字クイズ

①紫陽花、②蒲公英、③勿忘草、
④風信子、⑤百日紅、⑥千日紅、
⑦女郎花、⑧仙人掌、⑨石楠花、
⑩燕子花、⑪含羞草、⑫木天蓼、
⑬木春菊、⑭雛罌粟、⑮白詰草

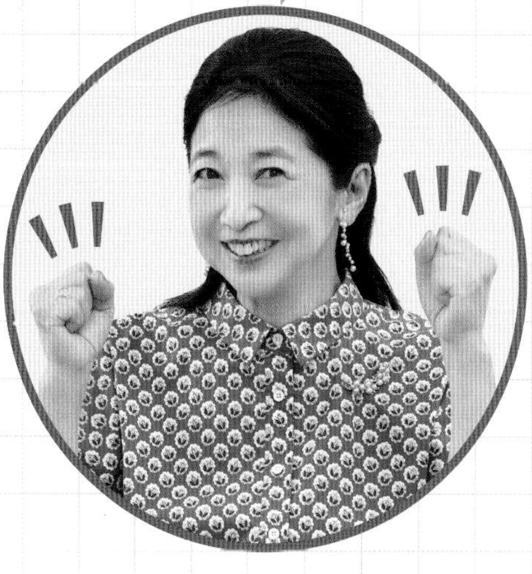

本書のドリルを毎日実践することで「前頭前野」の血流が増え認知機能のアップに役立つと確かめられました

東北大学教授　川島隆太

前頭葉の前頭前野は「脳の中の脳」

人間の脳は、さまざまな機能を備えています。その中で認知機能をつかさどっているのが、おでこのすぐ後ろにある前頭葉の「前頭前野」です。

認知機能とは、思考や判断、記憶、意欲、計算、想像など、脳の高度な活動のこと。その重要な役割を担っている前頭前野は「脳の中の脳」と呼ばれるほど重要な場所です。私たちが人間らしく生きていられるのも、前頭前野のおかげだといっても過言ではありません。

そのことは、人間と動物の前頭前野の割合を比較しても、よくわかります。人間の前頭前野は、脳の大部分を占める大脳の約30％の割合で存在しています。一方、動物においては、前頭前野が最も大きいチンパンジーなどでも７～10％ほどしかありません。比較すると、人間の前頭前野がいかに大きいかが、よくわかります。

この前頭前野を活性化させることは、認知症を防ぐうえでも、とても重要です。

認知症とは、さまざまな原因で脳の神経細胞が壊れたり、働きが悪くなったりすることで起こる症状の総称。多くは物忘れから始まり、症状が進行すると理解力や判断力も失われ、日常生活に支障が出てくるようになります。

日本人に最も多いのが、脳神経が変性して

●トポグラフィ画像（脳血流測定）

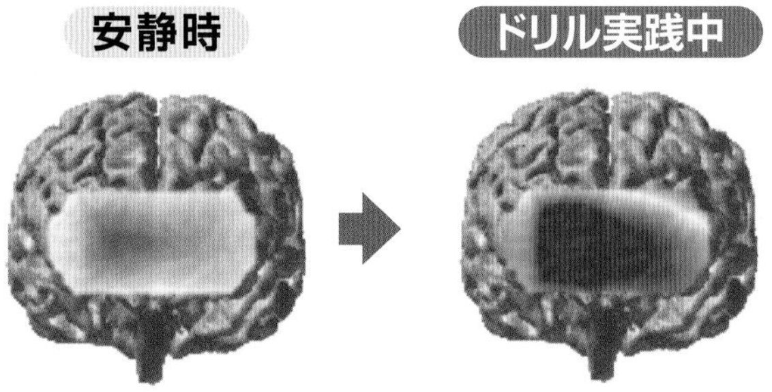

ドリルを実践する前の前頭前野の血流

赤い部分は脳の血流を表している。ドリルの試験中に血流が向上した

脳の一部が萎縮していく「アルツハイマー型認知症」です。実に認知症の半数以上を占めています。次いで多いのが、脳梗塞や脳出血などの原因で起こる「脳血管性認知症」です。

認知症の根本的な治療法はまだ確立されていません。しかし、最近の研究によって、数字や文字を使った簡単な問題を解くことで前頭前野が活性化し、認知症の症状を改善したり、予防したりすることができると、明らかになってきました。

加齢による物忘れをはじめ、認知症を防ぐには、前頭前野を活性化させることが、大きなカギを握っているのです。

試験で判明したドリルの劇的効果

そこで、数字や文字を題材としたドリルで、脳の前頭前野が本当に活性化するのか、試験を行ってみました。

前頭前野の活性化度合は、「NIRS（ニルス）」（近赤外分光分析法）という方法で調べるこ

●ドリル別の脳の血流増加量

出典：「脳血液量を活用した脳トレドリルの評価」より

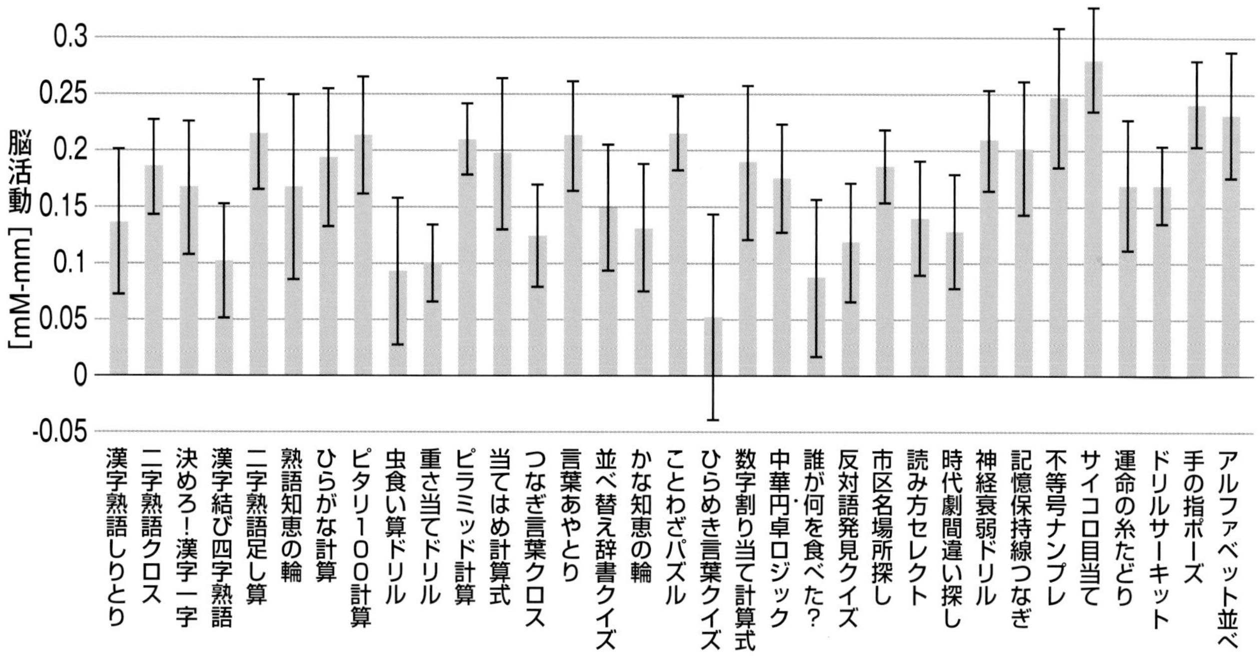

とができます。NIRSとは、太陽光にも含まれる光を使って、前頭前野の血流を測定できる安全で精密な機器のことです。

前頭前野の血流が増えていれば、前頭前野が活性化していることを意味します。逆に血流に変化がなかったり、落ちたりしていれば、活性化していないことになります。

NIRSを使ったドリルの試験は2020年12月、新型コロナウイルスの感染対策を施したうえで実施しました。

参加者は、60〜70代の男女40人。全員、脳の状態は健康そのもので、脳出血や脳梗塞など、脳の病気の既往歴もありません。

試験に使ったのは「漢字」「計算」「言葉」「論理」「知識」「記憶」「変わり系」の７系統、計33種類のドリル。どのドリルも楽しく解けるように、おもしろく工夫してあります。

例えば、漢字の熟語でしりとりをしていく問題や、ひらがなで書かれた計算式を解く問題など、ゲームのような感覚で取り組めます。

試験では、全33種類のドリルを全員で分担し、１人当たり15種類の問題を解いてもらいました。その結果、すべてのドリルが、安静時と比較して、参加者のみなさんの前頭前野の血流を促進したことが判明。そのうち27種類では顕著に血流が増加し、脳が活性化することが確かめられたのです。

毎日楽しく解けて認知症予防に役立つ

本書には、試験で検証したものと同種のドリルの中から、漢字系のパズル問題を厳選して収録しています。実際にパズルを解くさいに、意識してほしいのは、間違えることを気にしないこと。正解にこだわり、じっくり考えるよりも、間違いを気にせずにできるだけ速く解いていくほうが、前頭前野が活性化することがわかっています。

本書は大判サイズで文字も大きく、見やすくなっています。ページが開きやすい仕様にもなっているので、解答の書き込みもスムーズにできるでしょう。

１ヵ月間、毎日異なる漢字パズルを実践できるので、飽きることはありません。毎日取り組めば、認知機能が日に日に向上し、認知症の予防にもつながるはずです。

文字や計算の問題を書きながら解けば 前頭前野が刺激されて活性化し、脳の機能がどんどん向上します

物忘れの大きな原因は前頭前野の衰え

人間の脳は、右脳と左脳に分かれています。さらに右脳と左脳は、それぞれ前方から「前頭葉」「頭頂葉」「後頭葉」に分けられ、側面に「側頭葉」が位置しています。部位によって役割は違いますが、最も重要な働きをしているのが、前頭葉の大部分を占める「前頭前野」です。

これまでの研究によって、前頭前野は「記憶する」「考える」「アイデアを出す」「行動や感情をコントロールする」「人とコミュニケーションをとる」といった、人間らしく生きるために必要不可欠な機能をつかさどっていることが明らかになっています。

年を取ると、物忘れが多くなる原因は前頭前野の衰えであり、ある意味、それは自然なことなのです。

その一方、年を重ねるごとに、知識は蓄積されてきます。脳の機能が多少低下しても、これまで得てきた知識がカバーしてくれるのです。ところが、40〜50代以降になると、知識ではカバーできないほど脳の機能は低下していきます。人の名前や物事を思い出せなくなることが多くなり、物忘れがひどくなったと、自覚するようになるのです。

脳の機能低下は、すなわち、前頭前野の働きが衰えることを意味します。

前頭前野が衰えると、物忘れが多くなるほか、考える力や理解力が低下します。簡単な説明書でも理解できなかったり、相手の話が頭に入ってこなくなったりします。

感情のコントロールも難しくなり、些細(ささい)なことでイライラしたり不安に感じたりするようになります。もどかしさや怒りといった感

●老化による物忘れと認知症による物忘れの違い

	老化による物忘れ	認知症による物忘れ
物忘れの内容	食事を食べたことは覚えているが、何を食べたかは忘れるなど、体験の一部を忘れる	食事をしたこと自体を忘れるなど、体験した全体を忘れる
進行度合い	進行や悪化はしない	進行していく
日常生活	支障はない	支障がある
物忘れの自覚	うっかりが多くなったことなど、物忘れを自覚している ヒントがあれば思い出せる	自分が忘れていることに気づいておらず、物忘れの自覚がない
学習能力	判断力や理解力に問題はない	新しいことを覚えられず、判断力や理解力も低下する
感情や意欲	保たれている	怒りっぽくなり、やる気がないように見える

脳の4つの働き

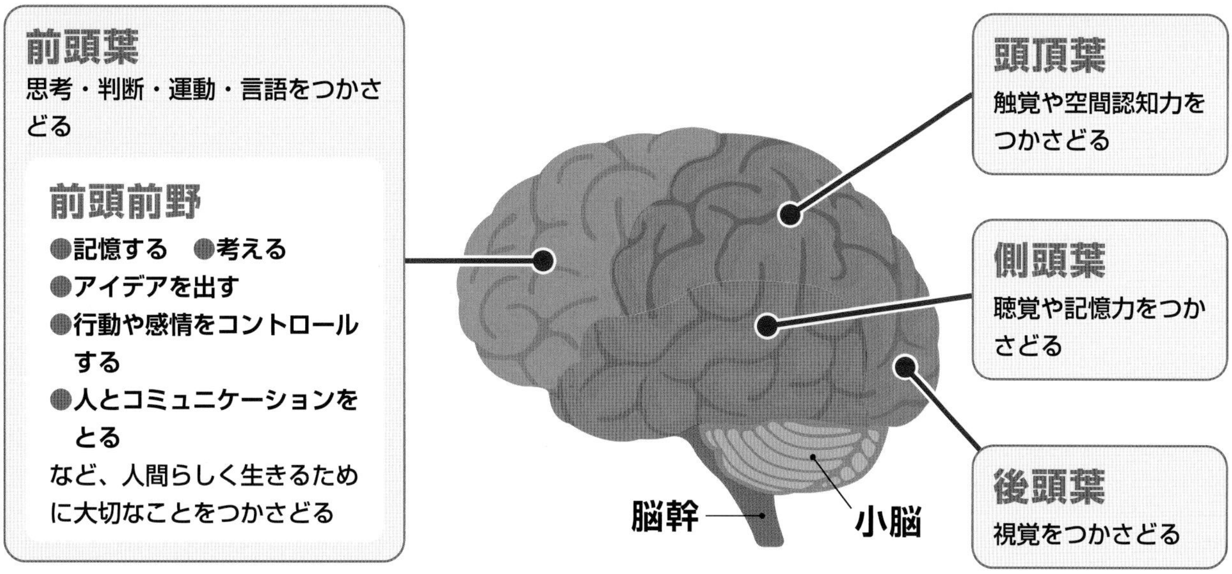

情を抑えられず、ときには爆発することもあるのです。

脳は体と同じように鍛えることができる

しかし、脳は体と同じように、積極的に鍛えれば、衰える速度が緩やかになるばかりか、若返らせることも可能です。

脳、つまり前頭前野が衰えるのは、脳を使っていないからにほかなりません。

私たち人間は、筋肉に適度な負荷をかける運動を続けることで、体力や筋力を維持できます。逆に全く運動をしなければ、身体機能は衰えていくいっぽうです。

実は、脳も全く同じです。意識して脳を使っていかないと、どんどん衰えていきます。一方で、脳を積極的に使うようにすると、衰えを防げるだけでなく、現状よりも機能を高めることも可能になるのです。

書きながら解答すると前頭前野が鍛えられる

本書は、漢字や文字を使った楽しく解けるドリルを掲載しています。毎日続けることによって、前頭前野が刺激されて、脳が鍛えられるのです。

実際、手を使って文字や数字を書く作業を行うことによって、前頭前野が活性化するとわかっています。また、難しい問題よりも、やさしい問題をできるだけ速く解くほうが活性化します。

なぜ、やさしい問題のほうが脳を刺激するのか、その理由はくわしくはわかっていません。しかし、それが人間の脳の性質であることは、科学的に明らかになっています。

また、数字や文字を一時的に記憶することも、脳の効果的なトレーニングになります。例えば、お店の電話番号を記憶してスマートフォンなどに登録する、人との会話の内容を覚えておいて、あとでメモ書きするなど、一時的に物事を記憶する作業を意識的に行うことが大切です。

どれだけ多くの記憶を一時的に脳内にとどめられるか、というトレーニングを日常的に行うと、脳の作業記憶（ワーキングメモリー）が広がっていきます。作業記憶とは、一時的に記憶すること。実は、作業記憶という記憶力を積極的にくり返して使うことによって、記憶力など脳の機能はどんどん向上していくのです。

毎日脳活 スペシャル 漢字脳活ひらめきパズルの効果を高めるポイント

ポイント1 毎日続けることが大切

「継続は力なり」という言葉がありますが、漢字ドリルは毎日実践することで、脳が活性化していきます。2～3日に1度など、たまにやる程度では効果は現れません。また、続けていても途中でやめると、せっかく若返った脳がもとに戻ってしまいます。毎日の日課として、習慣化するのが、脳を元気にするコツだと心得てください。

ポイント2 1日2ページ、朝食後の午前中に

1日のうちで脳が最も働くのが午前中です。できるかぎり、午前中に取り組みましょう。一度に多くの漢字ドリルをやる必要はなく、1日2㌻でOK。短い時間で集中して全力を出し切ることで、脳の機能は向上していくのです。また、空腹の状態では、脳はエネルギー不足。朝ご飯をしっかり食べてから行いましょう。

ポイント3 できるかぎり静かな環境で

静かな環境で取り組むことがポイントです。集中しやすく、脳の働きもよくなります。テレビを見ながらや、ラジオや音楽を聴きながらやっても、集中できずに脳を鍛えられないことがわかっています。周囲が騒がしくて気が散る場合は、耳栓を使うといいでしょう。

ポイント4 制限時間を設けるなど目標を決めて取り組む

目標を決めると、やる気が出てきます。本書では、年代別に制限時間を設けていますが、それより少し短いタイムを目標にするのもいいでしょう。解く速度を落とさずに、正解率を高めていくのもおすすめです。1ヵ月間連続して実践するのも、立派な目標です。目標を達成したら、自分にご褒美をあげると、さらに意欲も出てきます。

ポイント5 家族や友人といっしょに実践する

家族や友人といっしょに取り組むのもおすすめです。競争するなどゲーム感覚で実践すると、さらに楽しくなるはずです。何よりも、「脳を鍛える」という同じ目的を持つ仲間と実践することは、とてもやりがいがあります。漢字ドリルの後、お茶でも飲みながらコミュニケーションを取ることも、脳の若返りに役立つはずです。

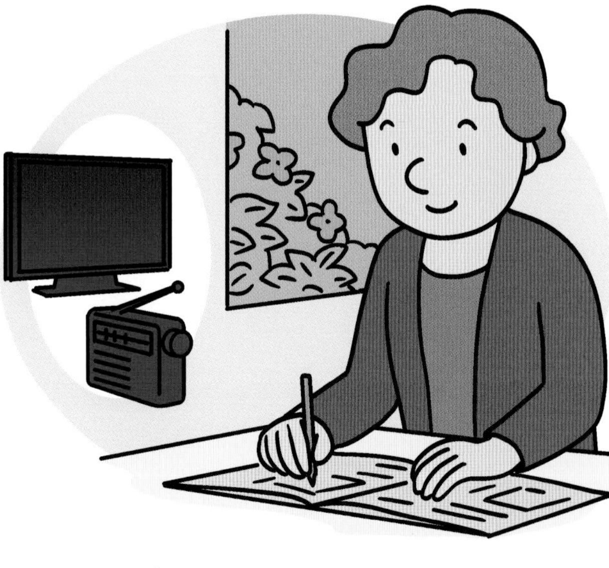

とにかく楽しい厳選問題！

大人気脳トレ「漢字パズル」15

記憶力・認知力アップ

問題を手がかりに一時的に覚える「短期記憶」と子供のころに習った漢字など「思い出す力」を鍛えます。

2・17日目 **部首から漢字**
7・22日目 **はぐれ漢字探し**
10・25日目 **漢字見抜きパズル**
13・28日目 **体の部位当てドリル**

はぐれ漢字探し

① い

答え

戸	医	囲
周	地	動
位	移	者

作れる熟語

② じょ

答え

序	女	秩
言	削	報
優	助	除

作れる熟語

注意力・集中力アップ

指示どおりの文字を探したり、浮かび上がった図形から文字を読み取ったりするなど、注意力・集中力が磨かれます。

1・16日目 **迷路で言葉クイズ**
5・20日目 **引っかけ類似漢字**
8・23日目 **数字つなぎ三字熟語**
14・29日目 **しりとり迷路**

しりとり迷路

① 全部で12個の熟語を通ります

スタート 寝言	豆腐	不明	住宅	正規	遺産
東西	風紀	如月	会計	値段	個性
補欠	気圧	議長	雨季	真似	音色
修正	追伸	団扇	若者	野山	朗読
報告	購入	再度	納付	不備	暗闇 ゴール

直感力アップ

知識や経験を総動員して、素早く決断を下したり行動に移したりする力が身につきます。

4・19日目 **送り仮名で熟語**
11・26日目 **漢字結び四字熟語**
15・30日目 **漢字推理ドリル**

漢字推理ドリル

①

Ⓐ 自［1］［2］
ヒント 飾ったり気取ったりしないこと

Ⓑ 至［3］［4］［1］
ヒント 当たり前のこと

Ⓒ ［5］位［6］［2］

Ⓓ 花［7］［8］［9］
ヒント 美しい自然の風景

Ⓔ ［10］［11］橋
ヒント 人が通る橋

②

Ⓐ ［1］身［2］［3］
ヒント 仕事などで成功し地位を得る

Ⓑ 直［1］［4］［5］
ヒント 気をつけの姿勢から動かない

Ⓒ 驚［6］［5］［7］
ヒント アッと驚くような出来事

Ⓓ ［8］久［4］［9］
ヒント 果てしなく続いて変わらないこと

Ⓔ ［10］頂［6］
ヒント 喜びの絶頂にいること

思考力・想起力アップ

論理的に考える問題や推理しながら答えを導く問題で、考える力を磨き、頭の回転力アップが期待できます。

3・18日目 **漢字熟語しりとり**
6・21日目 **二字熟語クロス**
9・24日目 **バラバラ三字熟語**
12・27日目 **読み仮名しりとり**

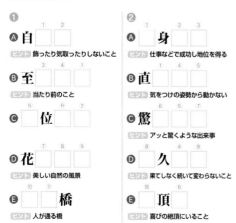

読み仮名しりとり

①
① 歌声　② 糸電話
③ 北半球　④ 惑星探査機
⑤ 夜郎自大　⑥ 八百屋

②
① 口車　② 九十九里
③ 円周率　④ 松葉杖
⑤ 危機管理能力　⑥ 積立貯蓄

⑤
① 果物　② 脳天気
③ 最大瞬間風速　④ 驚天動地
⑤ 標高差　⑥ 超音波

⑥
① 中古　② 雲海
③ 変声期　④ 通用口
⑤ 起承転結　⑥ 公共広告機構

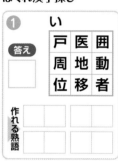

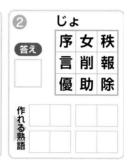

迷路で言葉クイズ

実践日 　月　日

難易度5★★★★★

各マスに書かれたひらがながそれぞれつながって1つの文章になるよう、■のマスを除くすべてのマスを1度だけ通ってスタートからゴールに向かいます。できあがった文章が示す漢字2字を答えてください。

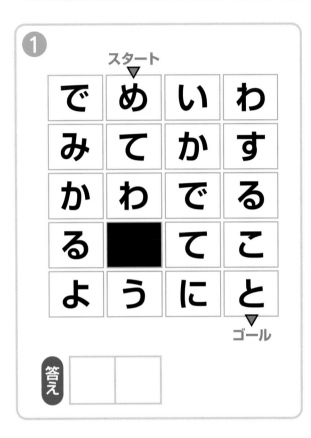

①

スタート：め（上段2列目）

で	め	い	わ
み	て	か	す
か	わ	で	る
る	■	て	こ
よ	う	に	と

ゴール：と（下段4列目）

答え □□

②

スタート：さ（上段1列目）

さ	ち	が	つ
い	お	■	く
ご	に	ん	で
げ	わ	と	う
い	な	き	て

ゴール：い（下段1列目）

答え □□

③

スタート：せ（上段4列目）

う	ほ	い	せ
け	い	な	■
る	あ	ど	か
か	つ	っ	ど
た	ち	よ	が

ゴール：ち（下段2列目）

答え □□

④

スタート：ま（上段3列目）

ん	ほ	ま	な
し	に	で	い
ょ	く	え	た
つ	を	ま	の
く	る	ひ	と

ゴール：と（下段4列目）

答え □□

解答 ①手話（めでみてわかるようにてでかいわすること）、②落語（さいごにおちがつくでんとうてきなわげい）、③四角（せいほうけいなどかどがよっつあるかたち）、④板前/板場（まないたのまえでにほんしょくをつくるひと）

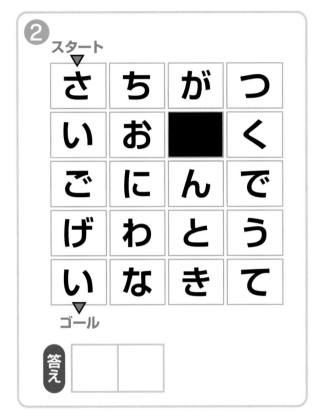

脳活ポイント

読解力が試され強まる

ひらがなで何が書かれているかを認識しながら進んでいくのに、読解力が必要になります。加えて、うまく文がつながるようにするにはどうすればいいのか、限られた時間内での思考力が試されます。

目標時間

50代まで	60代	70代以上
30分	40分	50分

正答数 　　／8問

かかった時間 　　分

⑤

スタート（も）

も	ち	ご	め
■	ず	あ	に
を	き	む	し
い	れ	て	た
■	ん	は	ご

ゴール（ん）

答え □□

⑥

スタート（の）

ぼ	の	に	な
り	お	ん	っ
■	り	だ	た
す	を	の	み
る	た	め	ち

ゴール（ち）

答え □□

⑦

スタート（か）

や	だ	ら	か
ふ	く	い	の
つ	に	お	え
け	い	に	き
る	い	い	た

ゴール（い）

答え □□

⑧

スタート（く）

く	に	で	て
び	え	な	せ
が	ま	か	が
っ	ま	る	ま
た	し	せ	い

ゴール（い）

答え □□

解答 ⑤赤飯（もちごめにあずきをいれてむしたごはん）、⑥階段（のぼりおりをするためのだんになったみち）、⑦香水（からだやふくにつけるいいにおいのえきたい）、⑧猫背（くびがまえにでてせなかがまるまったしせい）

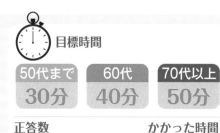

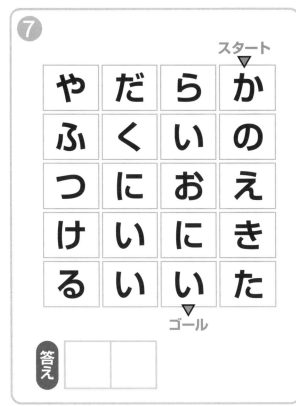

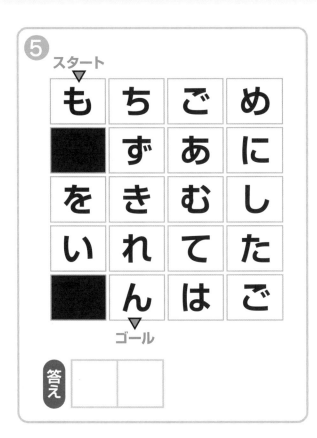

2日目 部首から漢字

実践日

月　　日

難易度④★★★★☆

問題に提示された言葉の意味がしっかりと通るよう、指定された部首とリストにある漢字の断片をつなげて漢字を作るドリルです。リストにある漢字の断片は、1回ずつ、すべて用います。

扌　てへんの漢字

リスト　白　舎　丁　殳　旦　妾　斤　隽　旨

① 扌 楽器　④ 扌 任の先生　⑦ 扌 着剤

② 扌 げ縄　⑤ 手 扌 子　⑧ 断 扌 離

③ 紆余曲 扌　⑥ 親 扌　⑨ 扌 帯電話

忄　りっしんべんの漢字

リスト　凶　布　褱　生　青　貫　圣　夬　吾

⑩ 忄 格分析　⑬ 忄 み相談　⑯ 忄 い話

⑪ 忄 奇現象　⑭ 孫 忄 空　⑰ 忄 気祝い

⑫ 忄 にもろい　⑮ 生活習 忄　⑱ 忄 刀

糸　いとへんの漢字

リスト　泉　且　己　内　勺　吉　氏　及　工

⑲ 学 糸 委員　㉒ 糸 白歌合戦　㉕ 1年2 糸

⑳ ジュラ 糸　㉓ 新聞 糸　㉖ 糸 婚式

㉑ 糸 束破り　㉔ 糸 品書　㉗ 一直 糸

解答 ①打、②投、③折、④担、⑤拍、⑥指、⑦接、⑧捨、⑨携、⑩性、⑪怪、⑫情、⑬悩、⑭悟、⑮慣、⑯怖、⑰快、⑱懐、⑲級、⑳紀、㉑約、㉒紅、㉓紙、㉔納、㉕組、㉖結、㉗線

脳活ポイント

記憶がしっかり定着する

見慣れた漢字でも、へんとつくりがバラバラになっていると、本来の形をすぐに思い出せなかったりします。この問題をくり返し解けば記憶がしっかり定着して、注意力も高まります。

目標時間

50代まで	60代	70代以上
15分	20分	25分

正答数 ／54問　かかった時間 分

⻍ しんにょうの漢字

リスト 斤 米 周 巽 咼 关 甬 韋 艮

28 ⻍ える子羊
29 ⻍ 別会
30 ご⻍ 所さん
31 一発⻍ 場
32 交⻍ 整理
33 一⻍ 間
34 ⻍ 去形
35 ⻍ 挙運動
36 間⻍ い

⺮ たけかんむりの漢字

リスト 即 溥 軋 官 合 昇 夭 相 耤

37 大⺮ い
38 ⺮ 案用紙
39 二十四⺮ 気
40 引き⺮
41 ⺮ 入り娘
42 家計⺮
43 ⺮ を入れる
44 広⺮ 囲
45 水道⺮

阝 こざとへんの漢字

リスト 皆 艮 完 㑒 祭 反 車 侌 昜

46 大阝 府
47 衆議阝
48 賞味期阝
49 円阝 を組む
50 危阝 予知
51 阝 段上り
52 北風と太阝
53 国阝 会議
54 阝 性反応

解答 28迷、29送、30近、31退、32通、33週、34過、35選、36違、37笑、38答、39節、40算、41箱、42簿、43籍、44範、45管、46阪、47院、48限、49陣、50険、51階、52陽、53際、54陰

3日目 漢字熟語しりとり

実践日

月　日

難易度4 ★★★★☆

７つの漢字を使い、二字熟語をしりとりで作ります。できた二字熟語の右側の漢字が、次の二字熟語の左側の漢字になります。答えの最初と最後の漢字は１度しか使いません。うまくつながるように埋めてください。

❶ 角 字 沸 互 点 相 煮

相□ ▶ □□ ▶ □□ ▶
□□ ▶ □□ ▶ □□

❷ 電 道 調 順 祝 書 車

祝□ ▶ □□ ▶ □□ ▶
□□ ▶ □□ ▶ □□

❸ 別 打 格 代 冊 破 古

古□ ▶ □□ ▶ □□ ▶
□□ ▶ □□ ▶ □□

❹ 前 妙 勉 面 身 強 軽

勉□ ▶ □□ ▶ □□ ▶
□□ ▶ □□ ▶ □□

❺ 心 伸 神 親 理 父 屈

□□ ▶ □□ ▶ 親□ ▶
□□ ▶ □□ ▶ □□

❻ 花 天 愛 火 好 瓶 下

□□ ▶ □□ ▶ 天□ ▶
□□ ▶ □□ ▶ □□

❼ 樹 重 尊 脂 厳 大 質

□□ ▶ □□ ▶ 重□ ▶
□□ ▶ □□ ▶ □□

❽ 談 発 示 遠 展 笑 出

□□ ▶ □□ ▶ 発□ ▶
□□ ▶ □□ ▶ □□

解答

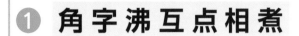

❶相互→互角→角煮→煮沸→沸点→点字、❷祝電→電車→車道→道順→順調→調書、
❸古代→代打→打破→破格→格別→別冊、❹勉強→強面→面前→前身→身軽→軽妙、
❺神父→父親→親心→心理→理屈→屈伸、❻愛好→好天→天下→下火→火花→花瓶、
❼尊厳→厳重→重大→大樹→樹脂→脂質、❽遠出→出発→発展→展示→示談→談笑

脳活ポイント

言語中枢を一段と磨く!

熟語をしりとりのようにつなげて並べることで、言語中枢である側頭葉を活性化させる効果が期待できます。また、想起力と洞察力、情報処理力も大いに鍛えられます。

目標時間

50代まで	60代	70代以上
30分	45分	60分

正答数 ／16問

かかった時間 分

⑨ 境座越内王陸卓

王		▶			▶			▶
		▶			▶		

⑬ 旨醒要所味住覚

		▶			▶	要		▶
		▶			▶		

⑩ 頭革台皮下鏡靴

鏡		▶			▶			▶
		▶			▶		

⑭ 聖露火目神玉種

		▶			▶	火		▶
		▶			▶		

⑪ 洋務税東課関服

課		▶			▶			▶
		▶			▶		

⑮ 汗範碁油模石囲

		▶			▶	囲		▶
		▶			▶		

⑫ 弱肉段薄音鶏階

鶏		▶			▶			▶
		▶			▶		

⑯ 功配成心労合働

		▶			▶	合		▶
		▶			▶		

解答

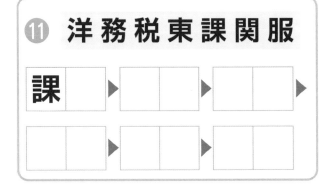

⑨王座→座卓→卓越→越境→境内→内陸、⑩鏡台→台頭→頭皮→皮革→革靴→靴下、
⑪課税→税関→関東→東洋→洋服→服務、⑫鶏肉→肉薄→薄弱→弱音→音階→階段、
⑬住所→所要→要旨→旨味→味覚→覚醒、⑭神聖→聖火→火種→種目→目玉→玉露、
⑮模範→範囲→囲碁→碁石→石油→油汗、⑯心配→配合→合成→成功→功労→労働

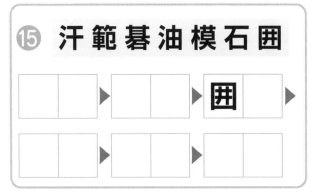

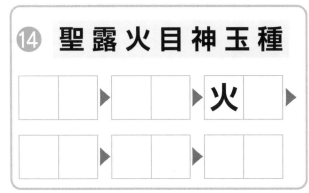

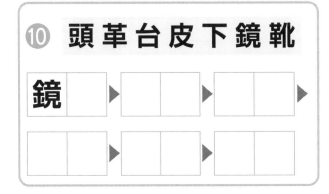

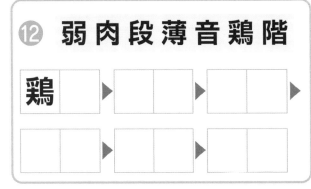

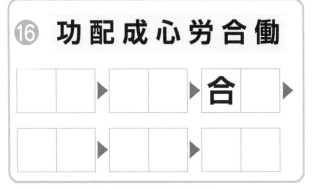

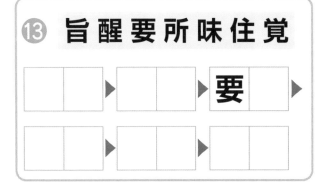

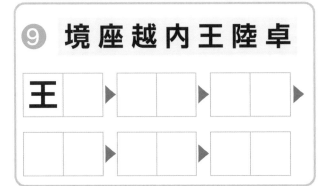

4日目 送り仮名で熟語

実践日

月　日

難易度4 ★★★★☆

各マスにリストの漢字を1つずつ入れ、縦に読める三字熟語か四字熟語を作ってください。マスの右側にあるのは答えの漢字の常用訓読みの送り仮名です。送り仮名がない漢字はリストにありません。

❶～❾のリスト

選	失	極	任	取	恵	通	用	始	転
関	終	浅	問	緩	一	紛	自	恐	応
貫	交	責	知	捨	急	至	嫁		

❶
- □ らわす
- □ う
- 物

❷
- □ い
- □ る
- □ む

❸
- □ る
- □ てる
- □ ぶ
- 択

❹
- □ める
- □ ぐ
- □ ら
- 在

❺
- □ ざる
- □ す
- 機
- □ わる

❻
- □ える
- □ いる
- □ う
- 題

❼
- □ ろしい
- 悦
- □ る
- □ まる

❽
- □ わる
- □ まる
- □ つ
- □ く

❾
- □ める
- □ せる
- □ がる
- □ ぐ

解答 ❶紛失物、❷浅知恵、❸取捨選択、❹緩急自在、❺交通機関、❻応用問題、❼恐悦至極、❽終始一貫、❾責任転嫁

答えを導く直感力が鍛えられる

リストの漢字が多いので、どれを選べば素早く答えにたどり着けるか、直感力が必要になります。できるものからどんどん答えていくうちに、直感力が自然と磨かれていきます。

目標時間

50代まで	60代	70代以上
20分	30分	40分

正答数　　／18問

かかった時間　　分

⑩〜⑱のリスト

代	穏	育	勤	広	教	運	情	甘	置
思	告	集	納	動	聞	交	平	回	新
大	報	参	通	無	考	備	成		

⑩
□える
□める
豆

⑪
□まる
□きい
□る

⑫
□う
□える
□す
路

⑬
位
□く
□け
□いる

⑭
準
□わる
□ぶ
□かす

⑮
□す
信
□える
□てる

⑯
□ら
□やか
□い
事

⑰
□る
□める
□わる
□わる

⑱
□しい
□こえる
□める
□げる

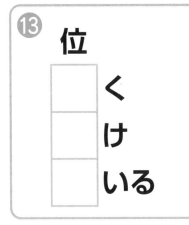

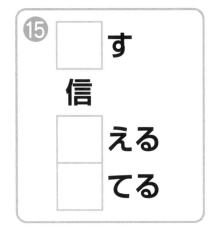

解答　⑩甘納豆、⑪集大成、⑫思考回路、⑬位置情報、⑭準備運動、⑮通信教育、⑯平穏無事、⑰参勤交代、⑱新聞広告

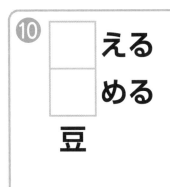

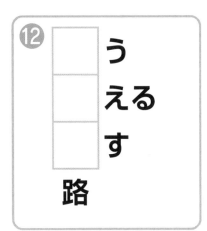

5日目 引っかけ類似漢字

実践日

月　日

難易度③★★★☆☆

各問、漢字１文字が消えた文が提示されています。そこに入る漢字を、４つの漢字から１つ選んで文を成立させてください。答えに用いない漢字は、わりと間違えやすいものが表示されています。

① よくいぶして燻□肉を作る（制・製・勢・作）答え□

② 縮□した地図を持ち歩く（正・紹・小・少）答え□

③ 相手に□存してはならない（意・居・衣・依）答え□

④ 穏やかな気□が続いている（候・侯・仰・好）答え□

⑤ 新聞に掲□された記事（栽・裁・載・催）答え□

⑥ 砂糖の□妙なさじ加減（微・徴・徹・撤）答え□

⑦ 高い□に囲まれた刑務所（届・堀・掘・塀）答え□

⑧ 富士山の登□に成功した（項・頃・頂・頁）答え□

⑨ 手に汗握る切□したシーン（追・迫・白・拍）答え□

⑩ この部屋は手ごろな家□だ（賃・貸・借・貨）答え□

⑪ 魚が漁師の□にかかった（綱・鋼・銅・網）答え□

⑫ これから営業戦略の会□だ（義・儀・議・蟻）答え□

解答 ①製、②小、③依、④候、⑤載、⑥微、⑦塀、⑧頂、⑨迫、⑩賃、⑪網、⑫議

脳活ポイント

注意力増強でうっかりミスが減る

「あれ、どっちの漢字だったかな？」と思う回数が多い人は、日ごろの注意力が不足ぎみです。問題を集中して解くうちに注意深くなり、うっかりミスや物忘れが少なくなります。

目標時間

50代まで	60代	70代以上
10分	15分	20分

正答数　／24問

かかった時間　分

⑬ 洗濯機に漂白□を入れる　（剤・済・材・財）　答え□

⑭ 手に□をつければ安心だ　（織・裁・職・識）　答え□

⑮ □がカアカアと鳴いている　（鳥・烏・島・嶋）　答え□

⑯ 敵が味方の陣地に□入した　（浸・漬・滲・侵）　答え□

⑰ 勢いあまって壁に□突した　（衡・衝・衛・鍾）　答え□

⑱ 初対面なので名□交換する　（刺・詞・氏・紙）　答え□

⑲ カギを□錠して出かける　（旅・旋・放・施）　答え□

⑳ 子、丑、寅、卯、辰、□　（巳・己・巴・已）　答え□

㉑ □起をかついで日を決めた　（緑・録・禄・縁）　答え□

㉒ □人の空似で間違えた　（地・池・他・弛）　答え□

㉓ 108の煩□があるという　（脳・悩・能・頭）　答え□

㉔ 急に進路を□害された　（防・坊・障・妨）　答え□

解答 ⑬剤、⑭職、⑮烏、⑯侵、⑰衝、⑱刺、⑲施、⑳巳、㉑縁、㉒他、㉓悩、㉔妨

6 日目 二字熟語クロス

実践日
月　日

難易度 4 ★★★★☆

下のリストから、上下左右にある漢字と組み合わせて二字熟語を４つ作れる漢字を選び、中央のマスに記入します。ページごとに16問すべて解いたら、リストに残った４字の漢字から四字熟語を作ってください。

①
	担	
確	□	湿
	母	

②
	作	
湾	□	線
	者	

③
	苦	
茶	□	柿
	滞	

④
	起	
脚	□	場
	体	

⑤
	一	
関	□	絡
	続	

⑥
	解	
手	□	前
	剤	

⑦
	以	
下	□	参
	雨	

⑧
	選	
快	□	式
	手	

⑨
	点	
場	□	珠
	式	

⑩
	搬	
放	□	迎
	金	

⑪
	現	
懲	□	割
	者	

⑫
	便	
有	□	子
	口	

⑬
	大	
屋	□	性
	底	

⑭
	身	
復	□	旦
	祖	

⑮
	血	
因	□	側
	日	

⑯
	看	
黒	□	金
	前	

①〜⑯のリスト

利	送	錠	板	曲	府	降
根	保	県	立	役	挙	渋
都	連	元	数	縁	道	

⑰ 四字熟語の答え

答え

解答
①保、②曲、③渋、④立、⑤連、⑥錠、⑦降、⑧挙、⑨数、⑩送、⑪役、⑫利、⑬根、⑭元、⑮縁、⑯板、⑰<四字熟語の答え>都道府県

脳活ポイント

思考力と想起力を磨く！

４つの二字熟語に共通する漢字を探すのに必要な思考力や想像力・洞察力や、漢字を思い出す想起力が養われると考えられます。また、漢字力や語彙力を向上させる効果も期待できるでしょう。

目標時間

50代まで	60代	70代以上
25分	35分	45分

正答数 ／34問

かかった時間 分

⑱

	格	
絶		奇
	物	

⑲

	沢	
剣		菜
	勘	

⑳

	飛	
白		肌
	居	

㉑

	青	
新		雨
	菊	

㉒

	痛	
親		実
	断	

㉓

	秘	
過		接
	室	

㉔

	撮	
投		絵
	響	

㉕

	竿	
破		輪
	刀	

㉖

	先	
人		息
	粋	

㉗

	色	
線		川
	炉	

㉘

	出	
小		緒
	唄	

㉙

	風	
権		粧
	石	

㉚

	黄	
土		肝
	糖	

㉛

	吹	
粉		駄
	女	

㉜

	友	
到		者
	観	

㉝

	承	
予		能
	事	

⑱～㉝のリスト

達	知	容	生	雪	影	麗
切	山	香	竹	鼻	姿	密
砂	化	鳥	好	端	春	

㉞ 四字熟語の答え

答え

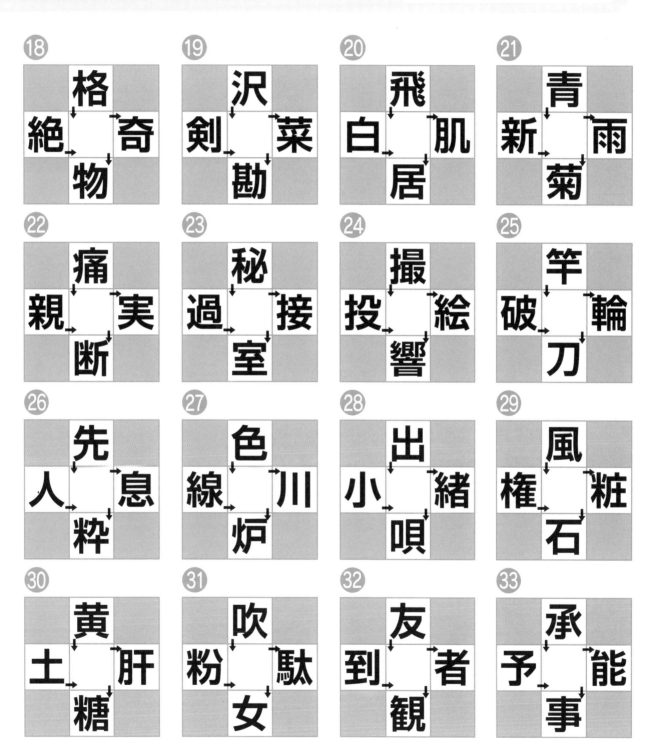

解答 ⑱好、⑲山、⑳鳥、㉑春、㉒切、㉓密、㉔影、㉕竹、㉖生、㉗香、㉘鼻、㉙化、㉚砂、㉛雪、㉜達、㉝知、㉞＜四字熟語の答え＞容姿端麗

7日目 はぐれ漢字探し

実践日

月　　日

難易度4★★★★☆

囲みの中にある９つの漢字のうちの８つを用いて、読み方で問題に示されたひらがなを含む二字熟語を４つ作ります。余った１つの漢字が答えです。余った漢字が合えば、熟語が違っても正解とします。

①　い

戸	医	囲
周	地	動
位	移	者

答え

作れる熟語

②　じょ

序	女	秩
言	削	報
優	助	除

答え

作れる熟語

③　とく

道	意	別
特	督	思
得	徳	監

答え

作れる熟語

④　そう

掃	庫	草
腕	合	倉
雑	除	細

答え

作れる熟語

⑤　しつ

室	執	度
体	失	質
礼	教	事

答え

作れる熟語

⑥　はい

配	背	杯
祝	句	気
俳	景	北

答え

作れる熟語

⑦　たん

歌	単	生
当	石	担
簡	短	炭

答え

作れる熟語

⑧　りょう

治	子	親
改	料	療
理	良	両

答え

作れる熟語

⑨　けん

条	験	学
見	健	試
康	設	件

答え

作れる熟語

解答
❶戸（移動・医者・地位・周囲）、❷報（女優・助言・秩序・削除）、❸思（特別・得意・道徳・監督）、
❹合（掃除・倉庫・細腕・雑草）、❺度（執事・失礼・教室・体質）、❻北（俳句・背景・気配・祝杯）、
❼生（担当・短歌・簡単・石炭）、❽子（料理・両親・治療・改良）、❾設（健康・見学・条件・試験）

脳活ポイント

眺めるだけで注意力が高まる

マスの中の９つの漢字をよく見て、二字熟語のペアを作ります。漢字と漢字を結びつけるのには、注意力と集中力が必要です。試行錯誤している間に、２つの力がどんどん高まります。

目標時間

50代まで	60代	70代以上
25分	30分	40分

正答数　／18問　　かかった時間　　分

⑩ さい

菜	天	高
最	考	雷
再	才	野

答え

作れる熟語

⑪ こん

献	根	布
大	立	混
雑	昆	脚

答え

作れる熟語

⑫ ちょう

腸	張	査
調	所	胃
長	誇	住

答え

作れる熟語

⑬ あい

相	試	愛
当	手	色
藍	割	合

答え

作れる熟語

⑭ ゆう

自	先	者
親	勇	同
優	由	友

答え

作れる熟語

⑮ きん

布	星	青
勤	禁	労
止	金	巾

答え

作れる熟語

⑯ はく

衣	伯	迫
力	白	識
画	博	戦

答え

作れる熟語

⑰ ひょう

情	評	山
氷	目	虎
標	価	表

答え

作れる熟語

⑱ せつ

小	大	面
接	建	説
切	健	設

答え

作れる熟語

解答　⑩雷（再考・最高・天才・野菜）、⑪脚（献立・混雑・大根・昆布）、⑫住（胃腸・長所・調査・誇張）、⑬当（相手・試合・藍色・割愛）、⑭同（親友・勇者・優先・自由）、⑮青（金星・勤労・禁止・布巾）、⑯戦（白衣・博識・画伯・迫力）、⑰虎（表情・目標・氷山・評価）、⑱健（大切・面接・小説・建設）

8日目 数字つなぎ三字熟語

実践日

月　　日

難易度❸★★★☆☆

１の★印から２の●印、３の●印というように各数字の印を順序よく線でつなぐと現れる３文字の漢字を使ってできる熟語を答えてください。最後の数字の印は☆です。最後まで線を引かなくても答えは導けます。

❶

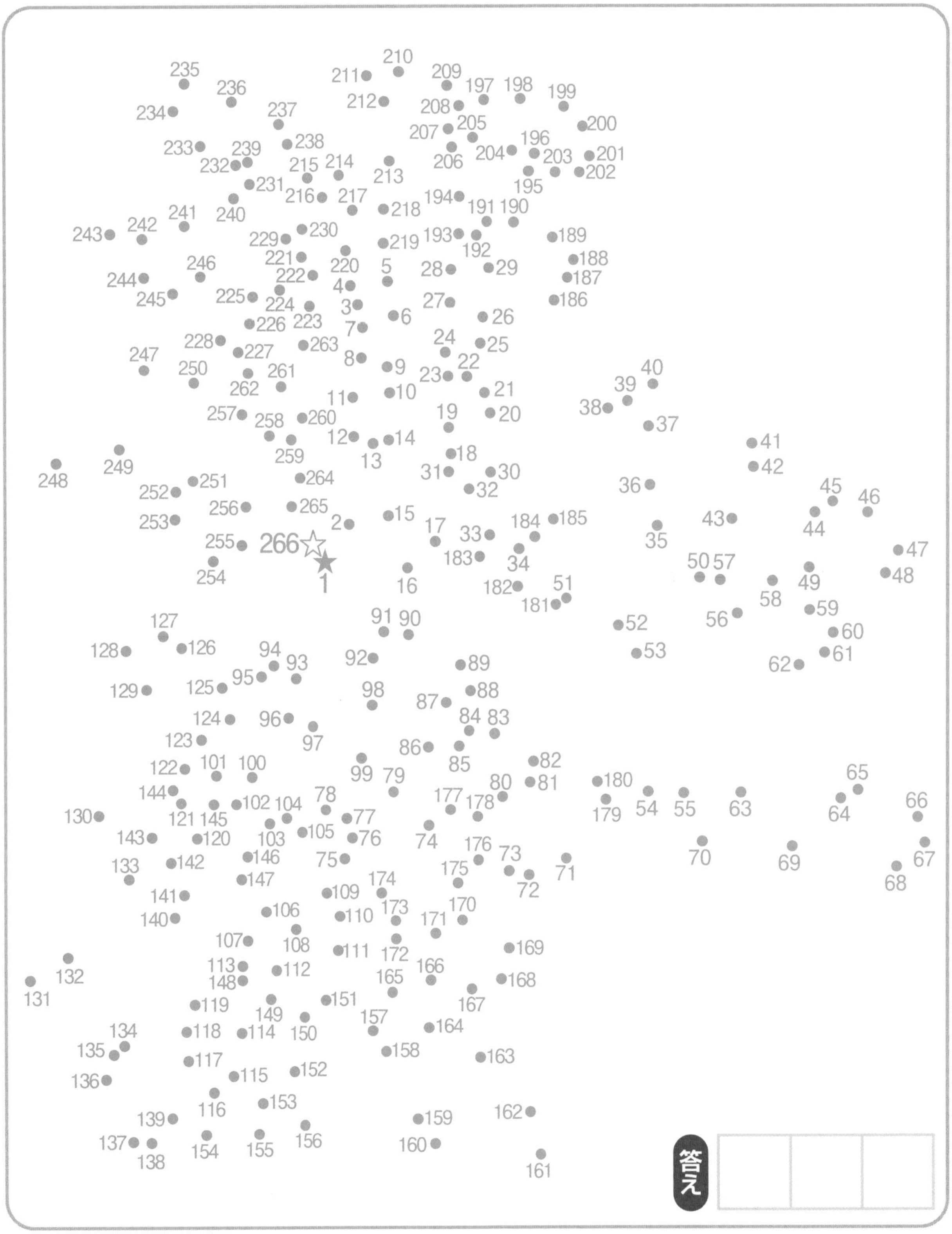

脳活ポイント

見る力を磨き脳が活性

浮かび上がった図形から漢字を読み取り、三字熟語が何かを答えることで、脳の「見る力」の訓練にもなります。また、点を1から順につなげるため、注意力や集中力も鍛えられます。

目標時間

50代まで	60代	70代以上
15分	30分	40分

正答数 ／2問　　かかった時間　分

❷

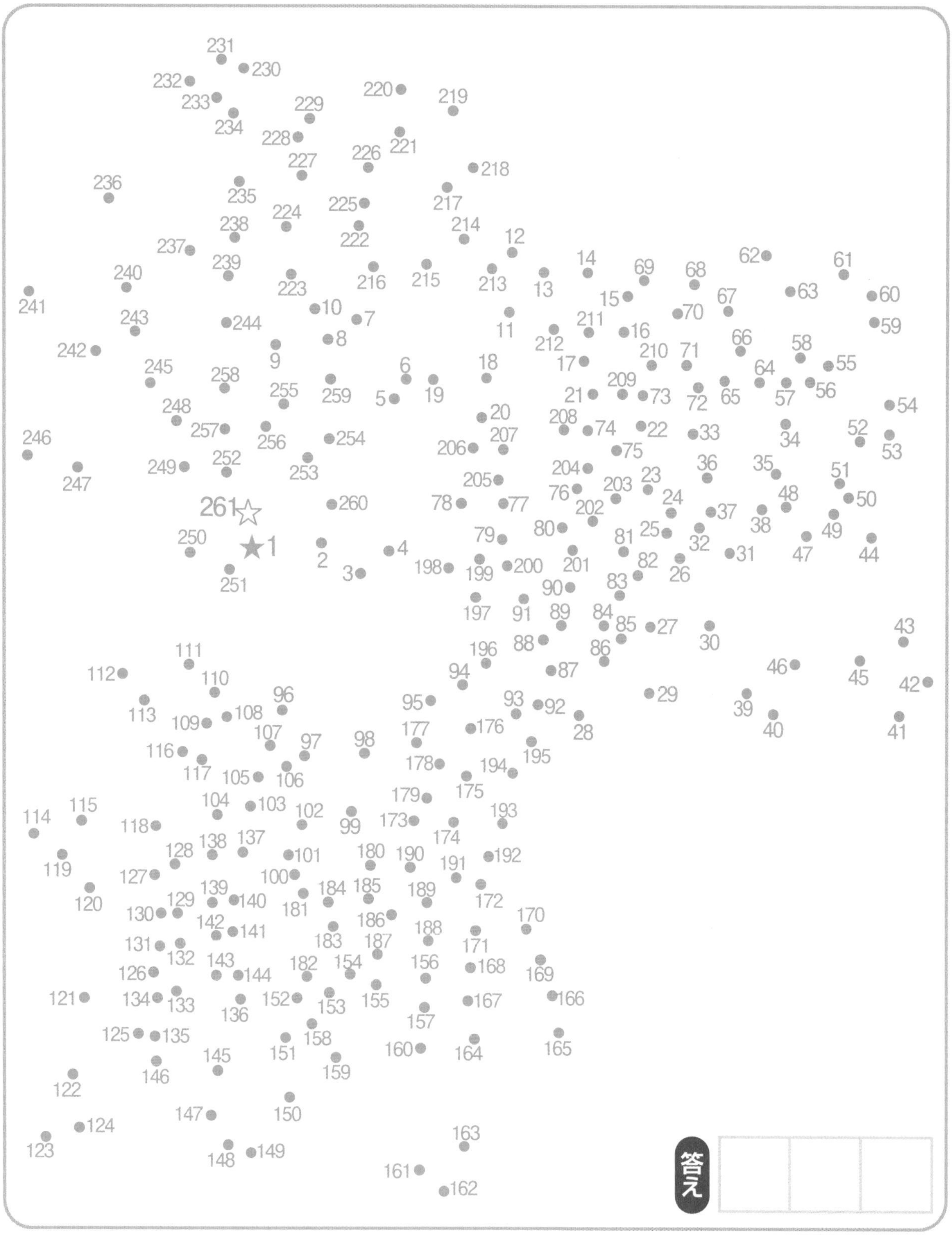

※解答は84ページをご覧ください

9日目 バラバラ三字熟語

実践日

月　　日

難易度❸★★★☆☆

各問、三字熟語の漢字が部分ごとにバラバラに分解された形で提示されています。分解された各パーツを頭の中で組み合わせて、もとの三字熟語が何だったか解答欄に書き入れてください。

❶
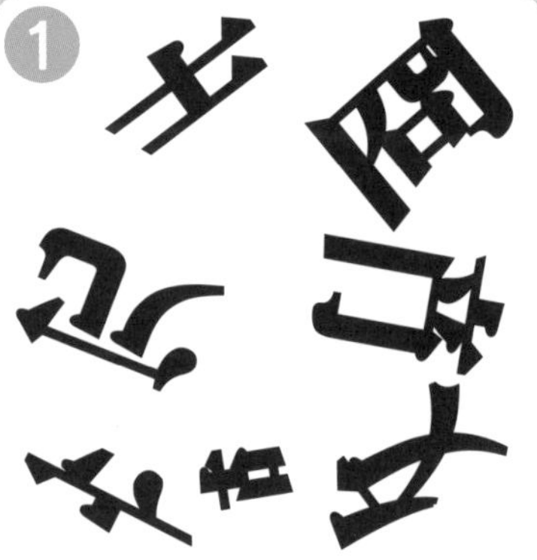
答え

❷
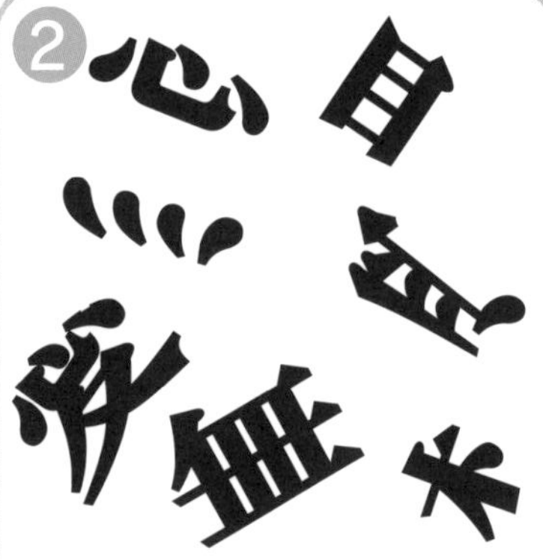
答え

❸
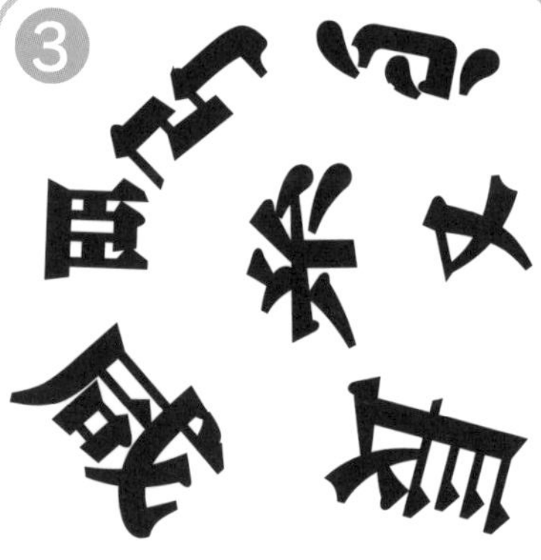
答え

❹
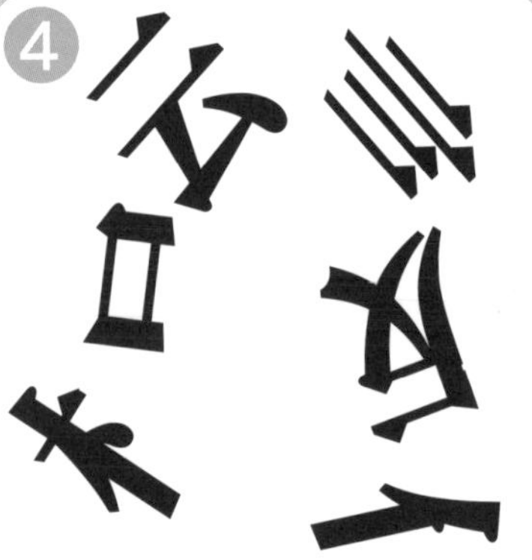
答え

❺
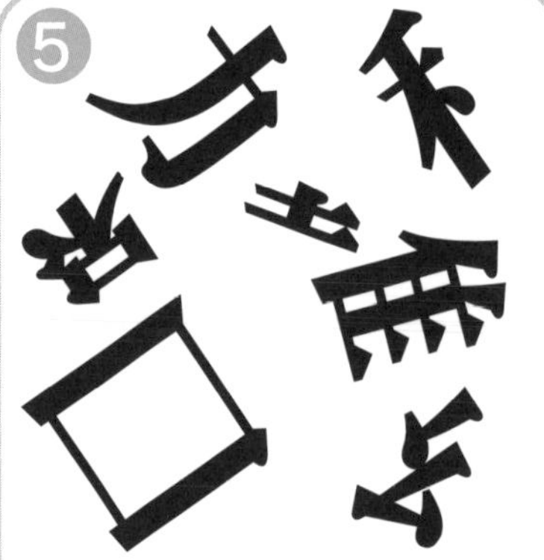
答え

❻
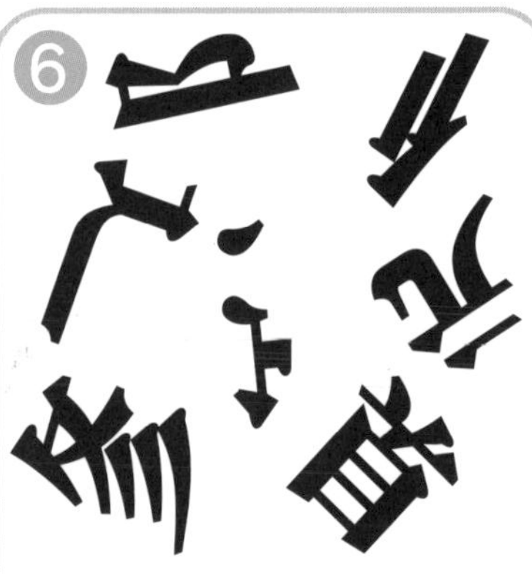
答え

❼
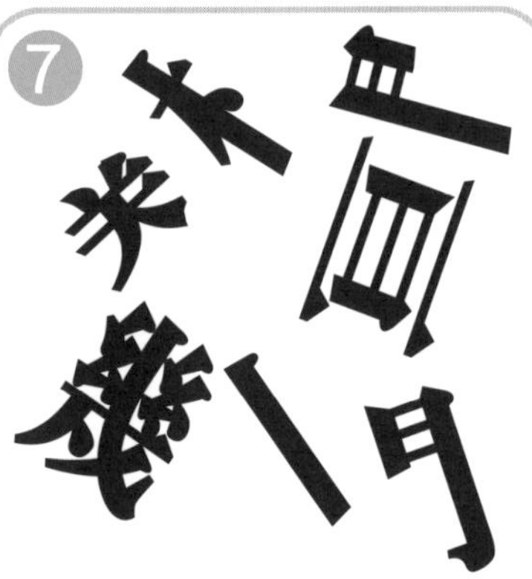
答え

❽
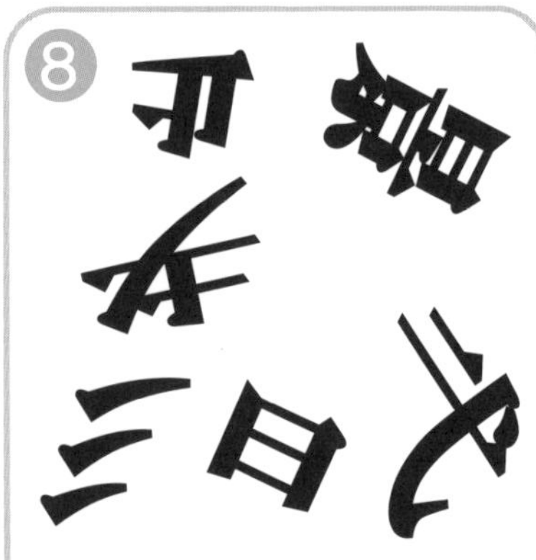
答え

❾
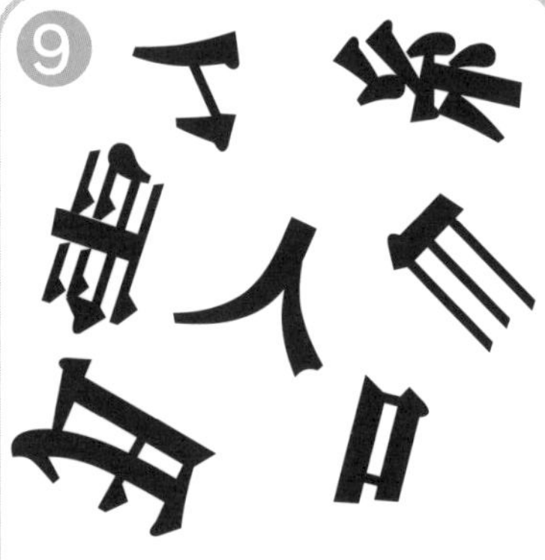
答え

解答 ❶商売敵、❷無愛想、❸緊張感、❹伝言板、❺幼稚園、❻修道院、❼機関車、❽影武者、❾紙吹雪

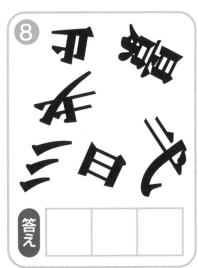

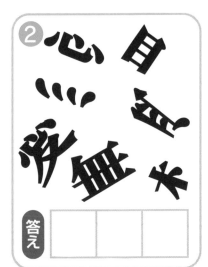

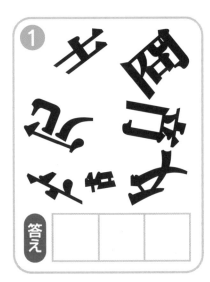

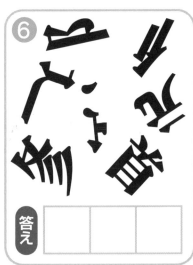

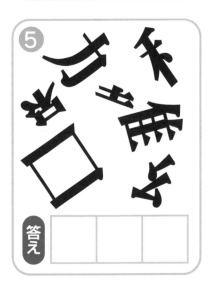

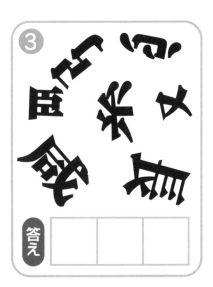

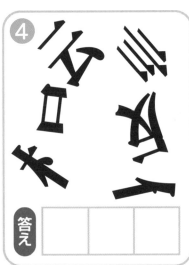

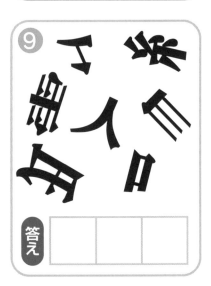

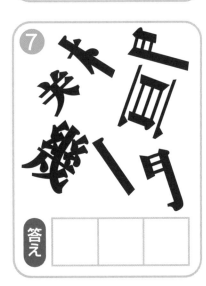

脳活ポイント

直感力と識別力を養う

バラバラに分解された３つの漢字のパーツからもとの漢字を読み取る直感力や識別力に加え、新たに組み合わせて三字熟語を考える想起力や発想力が同時に鍛えられます。

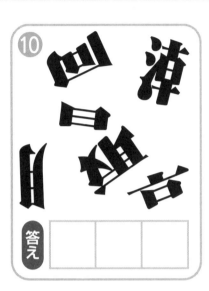

目標時間

50代まで	60代	70代以上
20分	30分	40分

正答数　／18問

かかった時間　分

⑩

答え

⑪

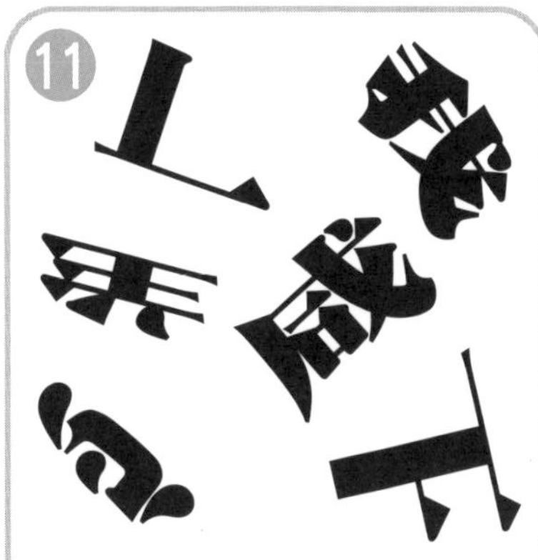

答え

⑫

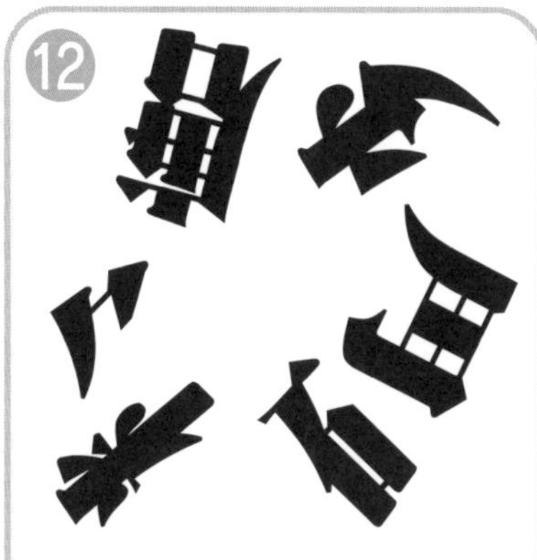

答え

⑬

答え

⑭

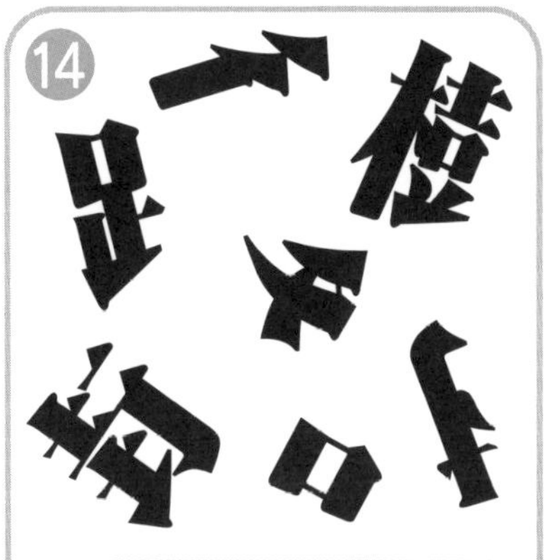

答え

⑮

答え

⑯

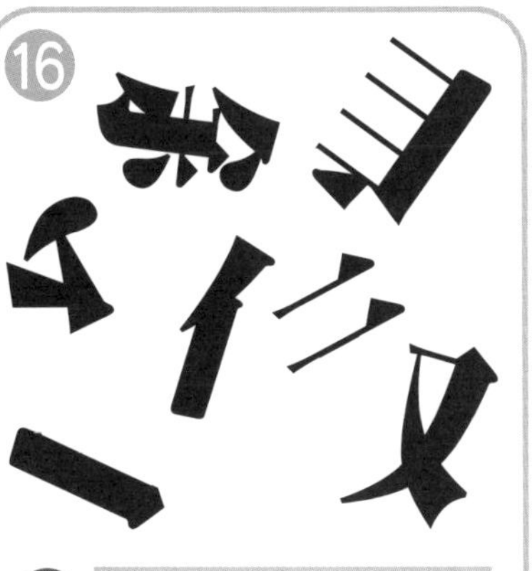

答え

⑰

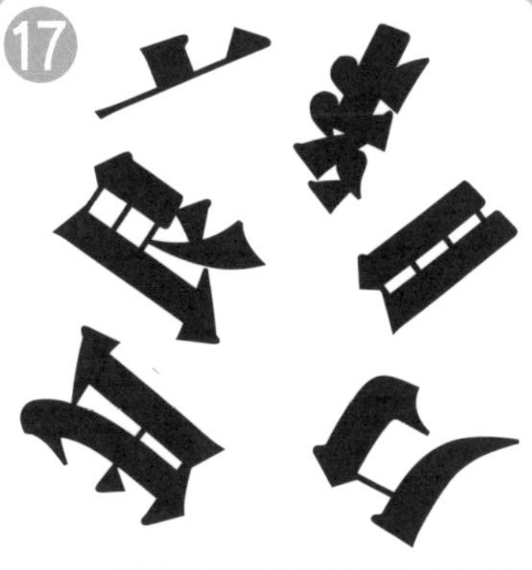

答え

⑱

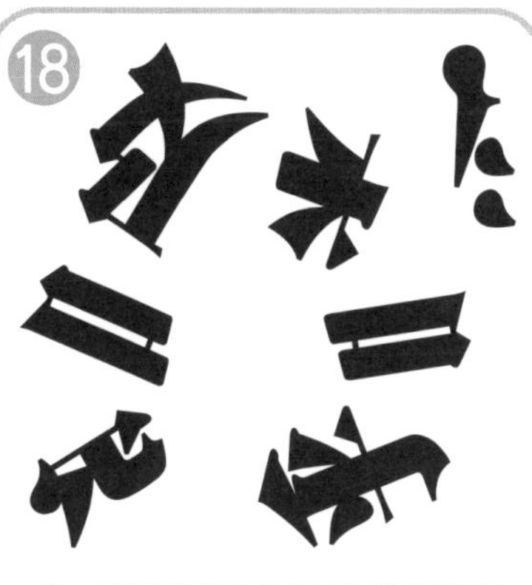

答え

解答 ⑩最高潮、⑪正義感、⑫角砂糖、⑬委員会、⑭街路樹、⑮専門家、⑯自叙伝、⑰方眼紙、⑱深呼吸

10日目 漢字見抜きパズル

実践日

月　日

難易度④★★★☆☆

提示された言葉にかかわる漢字２字の熟語を答えるドリルです。漢字は、１文字ずつ３つのパーツに分解され、そこに関係ないパーツが１つ加わっています。使う漢字のパーツを見抜き、答えてください。

❶ 恋人や親子の絆　答え

1文字め
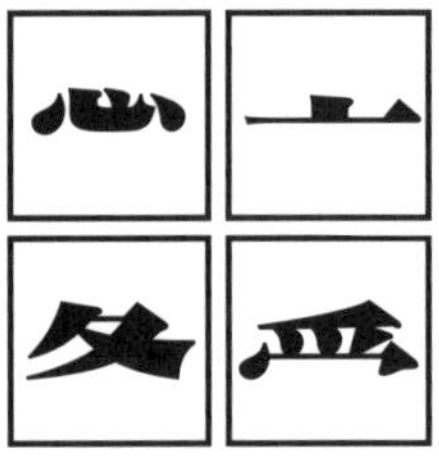
2文字め
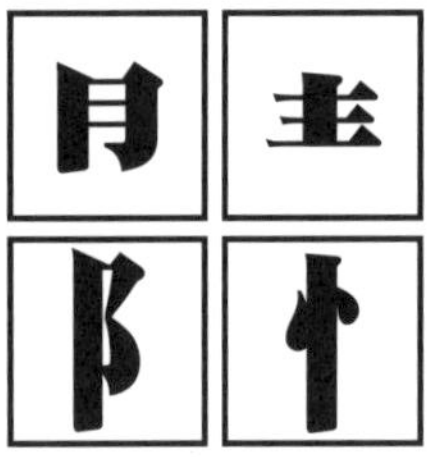

❷ 帰り道　答え

1文字め
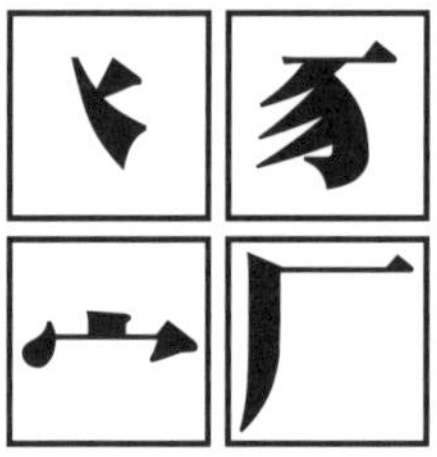
2文字め
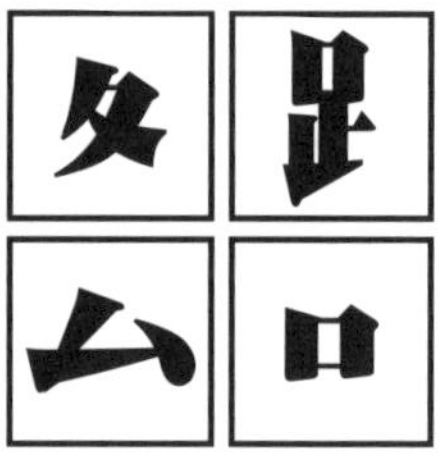

❸ 浦島太郎の乗り物　答え

1文字め
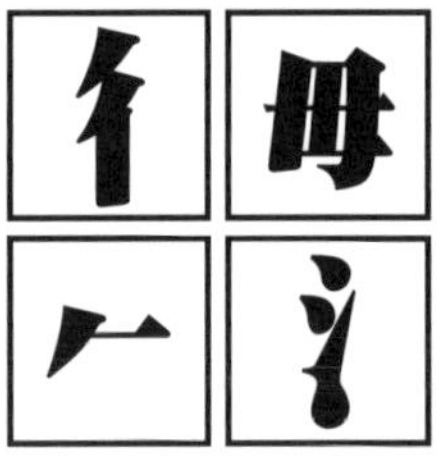
2文字め
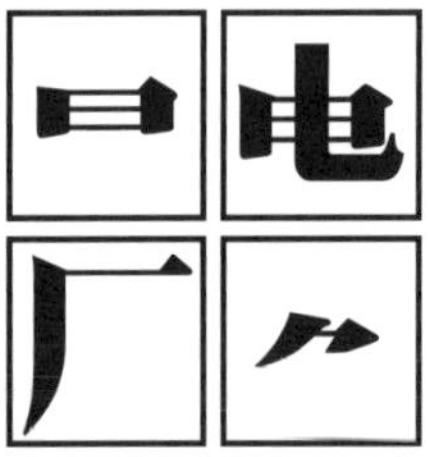

❹ 夜空の絵　答え

1文字め
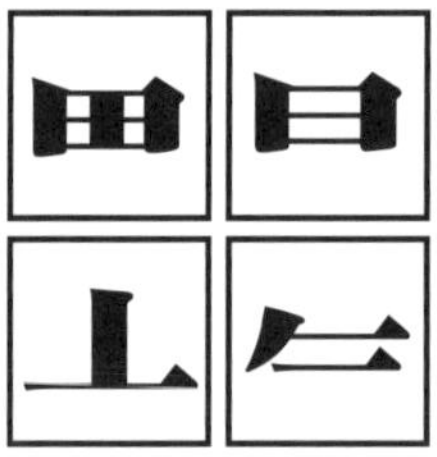
2文字め
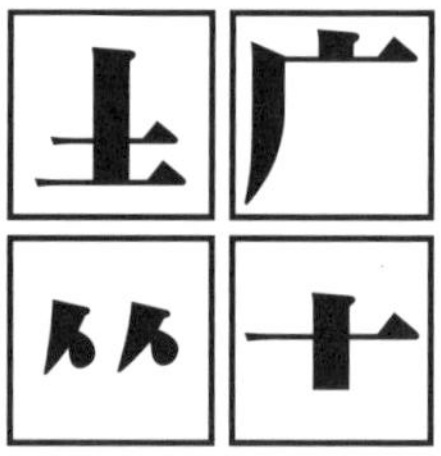

❺ ゴールド　答え

1文字め
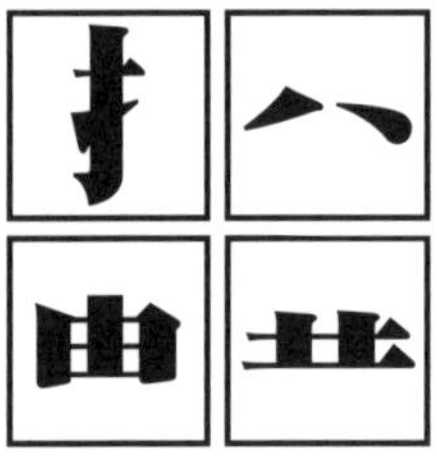
2文字め
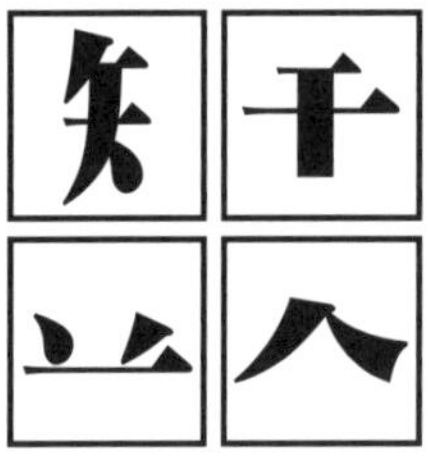

❻ よりよい社会に変える　答え

1文字め
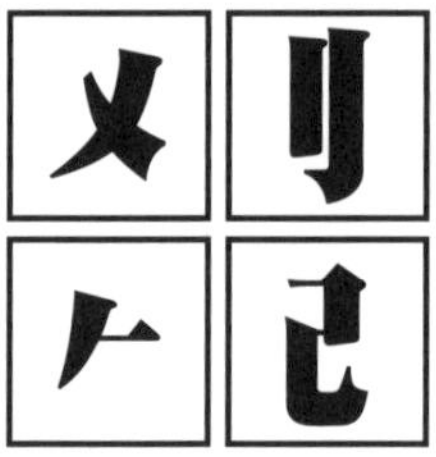
2文字め
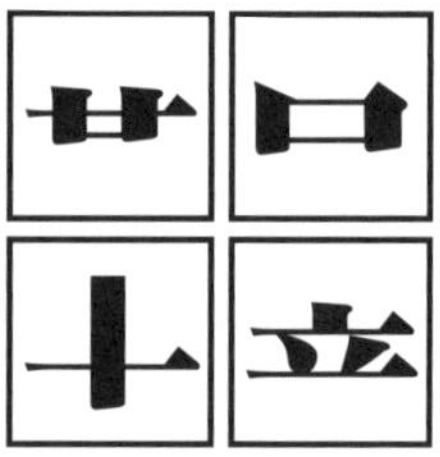

❼ メモリー　答え

1文字め
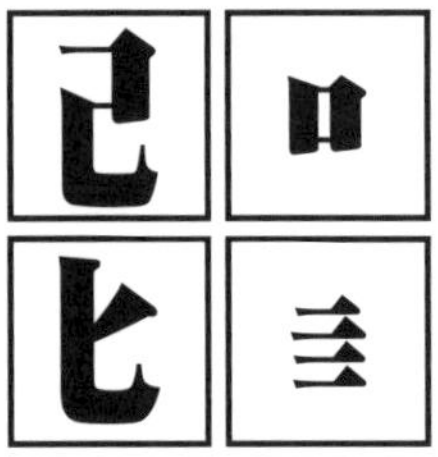
2文字め
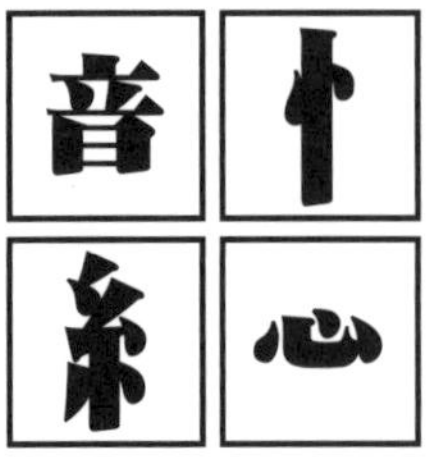

❽ 二宮金次郎　答え

1文字め
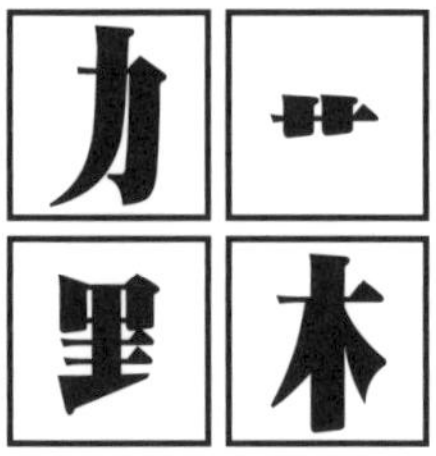
2文字め
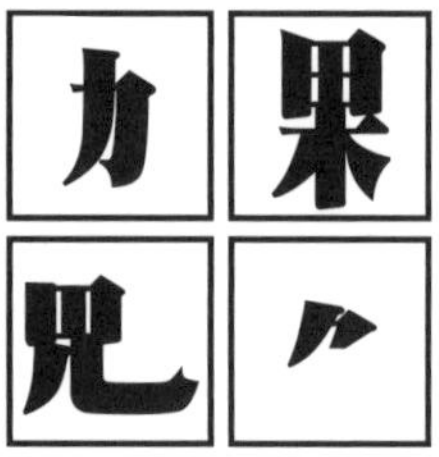

解答 ❶愛情、❷家路、❸海亀、❹星座、❺黄金、❻改革、❼記憶、❽勤勉

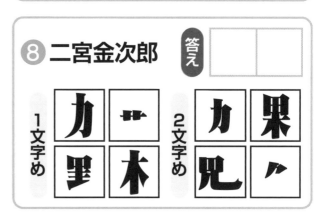

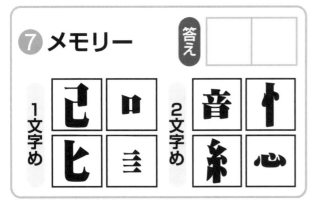

脳活ポイント

記憶力も認知力も堅固になる

正しい漢字を思い浮かべて、バラバラになっている部位を頭の中で組み立てます。回数を重ねれば記憶が更新されて堅固になります。このくり返しで物を正確に理解する認知力も強化されます。

目標時間

50代まで	60代	70代以上
15分	25分	30分

正答数　／16問

かかった時間　分

⑨ 飛行機　答え

1文字め

2文字め

⑩ 金のやり取り　答え

1文字め
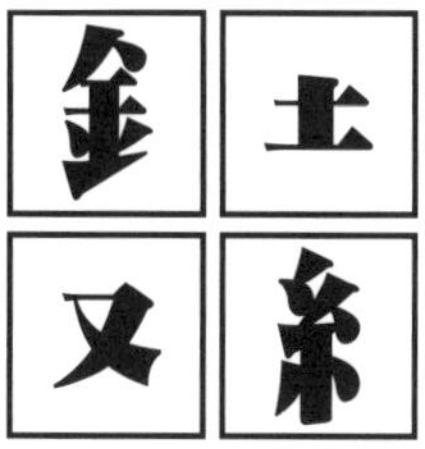
2文字め
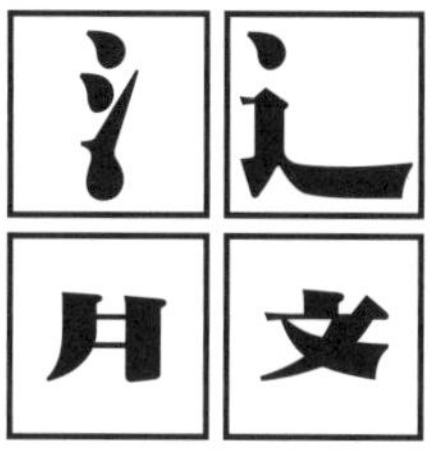

⑪ 値が張る　答え

1文字め
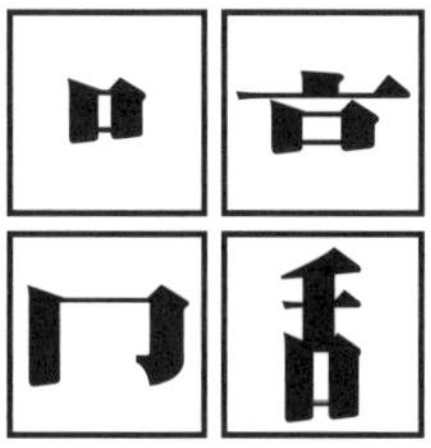
2文字め

⑫ 考えごと　答え

1文字め
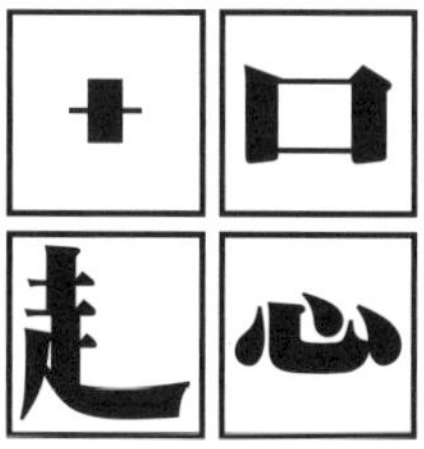
2文字め
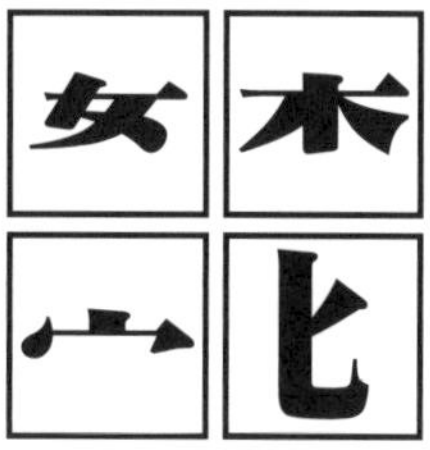

⑬ 正月の食べ物　答え

1文字め

2文字め
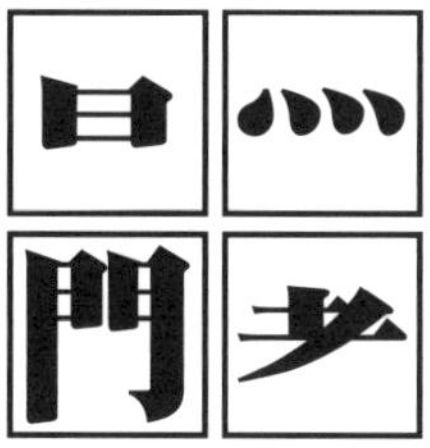

⑭ 歓声　答え

1文字め
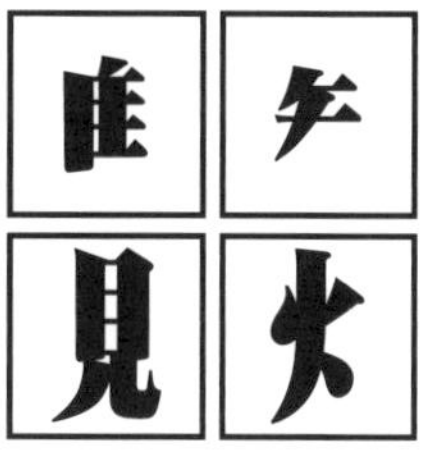
2文字め
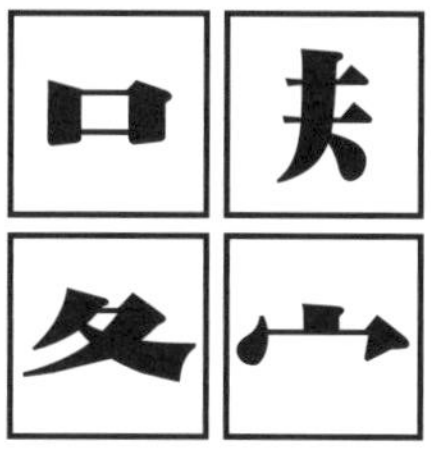

⑮ 長針短針　答え

1文字め
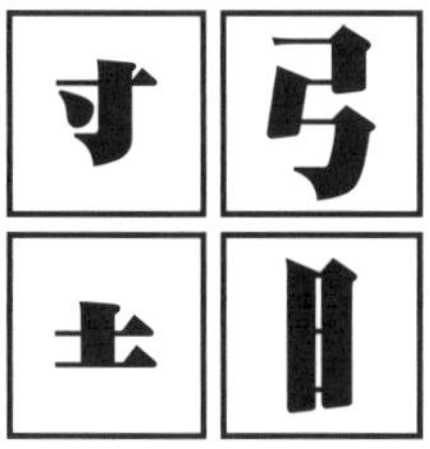
2文字め
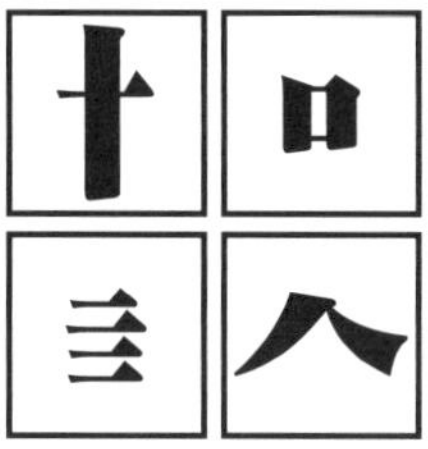

⑯ 上り下り　答え

1文字め
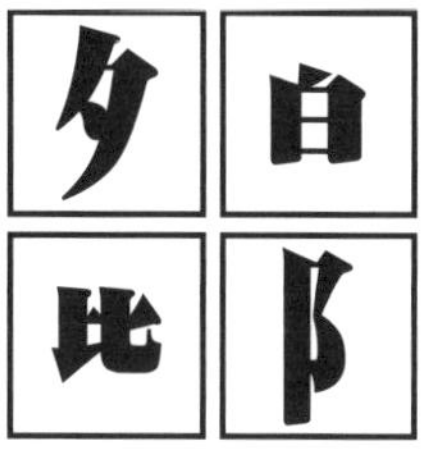
2文字め
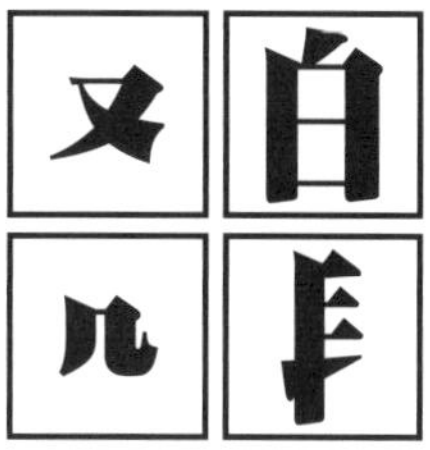 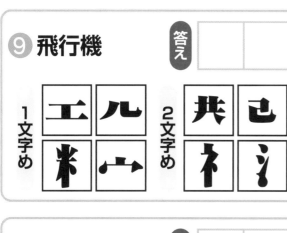

解答 ⑨空港、⑩経済、⑪高額、⑫思索、⑬雑煮、⑭観客、⑮時計、⑯階段

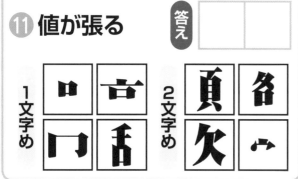

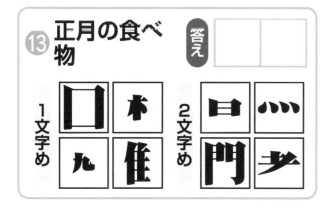

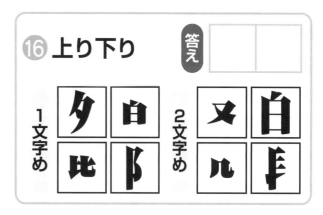

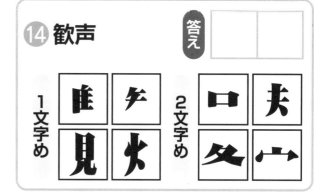

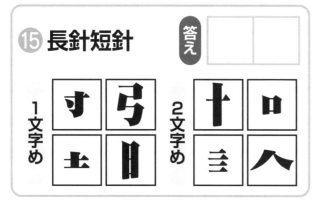

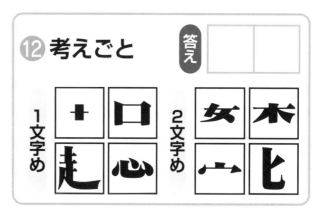

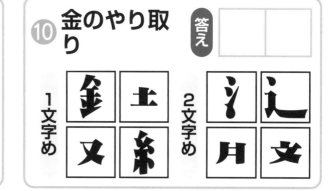

11日目 漢字結び四字熟語

実践日

月　日

難易度 4 ★★★★☆

A～D群、E～H群の囲みの中にある漢字をそれぞれ１字ずつ、順に結びつけて、合計で12個の四字熟語を作ってください。A～D群、E～H群の漢字は１回ずつ、すべて用います。解答は順不同です。

A群		B群		C群		D群	
紆	免	六	花	神	貧	麗	折
天	容	地	給	自	繚	鋭	足
四	月	食	余	壮	同	中	大
百	新	許	用	端	氷	乱	伝
医	器	下	宇	曲	気	人	明
自	気	進	姿	皆	時	源	乏

	A群	B群	C群	D群
①				
②				
③				
④				
⑤				
⑥				

	A群	B群	C群	D群
⑦				
⑧				
⑨				
⑩				
⑪				
⑫				

解答 ①～⑫ 紆余曲折・天地神明・四六時中・百花繚乱・医食同源・自給自足・免許皆伝・容姿端麗・月下氷人・新進気鋭・器用貧乏・気宇壮大

脳活ポイント

ひらめきと直感力が磨かれる

漢字一つひとつを見ると、さまざまな熟語が浮かんでくると思いますが、それぞれを関連付けて熟語にするには、ひらめきが不可欠です。パッと見てどれとどれが結びつきそうか、直感力を磨きましょう。

目標時間

50代まで	60代	70代以上
15分	25分	30分

正答数 ／24問　かかった時間 分

E群		F群		G群		H群	
自	和	面	突	叫	消	落	来
千	一	鼻	頭	仏	陶	沈	飯
猪	鬼	黒	種	時	不	衷	却
多	心	洋	宿	万	滅	進	代
阿	意	客	己	一	折	心	様
難	暗	気	攻	多	猛	酔	喚

	E群	F群	G群	H群
13				
14				
15				
16				
17				
18				

	E群	F群	G群	H群
19				
20				
21				
22				
23				
24				

解答　⑬〜㉔ 自己陶酔・千客万来・猪突猛進・多種多様・阿鼻叫喚・難攻不落・和洋折衷・一宿一飯・鬼面仏心・心頭滅却・意気消沈・暗黒時代

12日目

読み仮名しりとり

実践日

月　日

難易度5★★★★★

各問、漢字で書かれた6つの言葉の読み方で、しりとりを作ってください。読み方の最後の文字が、次の読み方の最初にきます。解答欄には、①〜⑥の番号を書いてください。

1

① 歌声　② 糸電話
③ 北半球　④ 惑星探査機
⑤ 夜郎自大　⑥ 八百屋

□▶□▶□▶□▶□▶□

2

① 口車　② 九十九里
③ 円周率　④ 松葉杖
⑤ 危機管理能力　⑥ 積立貯蓄

□▶□▶□▶□▶□▶□

3

① 代名詞　② 本塁打
③ 競歩　④ 信用金庫
⑤ 運転免許証　⑥ 国立競技場

□▶□▶□▶□▶□▶□

4

① 地球儀　② 期待値
③ 交差　④ 衣服
⑤ 空気清浄機　⑥ 山岳救助隊

□▶□▶□▶□▶□▶□

5

① 果物　② 脳天気
③ 最大瞬間風速　④ 驚天動地
⑤ 標高差　⑥ 超音波

□▶□▶□▶□▶□▶□

6

① 中古　② 雲海
③ 変声期　④ 通用口
⑤ 起承転結　⑥ 公共広告機構

□▶□▶□▶□▶□▶□

7

① 太鼓　② 動揺
③ 顧客満足度　④ 紆余曲折
⑤ 音沙汰　⑥ 通学路

□▶□▶□▶□▶□▶□

8

① 二枚舌　② 琵琶湖
③ 筑前煮　④ 厚顔無恥
⑤ 大陸横断鉄道　⑥ 内弁慶

□▶□▶□▶□▶□▶□

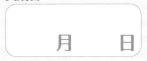

脳活ポイント

国語力や想起力を磨く

漢字で書かれた6つの言葉を頭の中で読み仮名に変換し、しりとりを作ることで脳の言語中枢が刺激され、国語力や読み方を思い出す想起力が著しく磨かれます。

目標時間

50代まで	60代	70代以上
20分	25分	30分

正答数 /16問　かかった時間 分

⑨
①熊本城　②石畳
③酵素　④忖度
⑤水玉模様　⑥運命共同体

□▶□▶□▶□▶□▶□

⑩
①骨仕事　②嘘八百
③透過　④空前絶後
⑤五里霧中　⑥海上保安庁

□▶□▶□▶□▶□▶□

⑪
①裏口　②新年度
③経済成長率　④土壇場
⑤茶巾寿司　⑥月極駐車場

□▶□▶□▶□▶□▶□

⑫
①黒潮　②不可解
③好事家　④王政復古
⑤家内安全　⑥一挙手一投足

□▶□▶□▶□▶□▶□

⑬
①梅雨　②待機
③郵便局　④口下手
⑤宇宙開発技術　⑥希少価値

□▶□▶□▶□▶□▶□

⑭
①板前　②薄着
③液状化　④銀世界
⑤快刀乱麻　⑥日光東照宮

□▶□▶□▶□▶□▶□

⑮
①靴下　②逸話
③若旦那　④検査値
⑤地方自治体　⑥難攻不落

□▶□▶□▶□▶□▶□

⑯
①築山　②真面目
③日常茶飯事　④危機一髪
⑤陣頭指揮　⑥明鏡止水

□▶□▶□▶□▶□▶□

※解答は84ページをご覧ください

13 日目 体の部位当てドリル

実践日

月　　日

難易度③★★★☆☆

①～㉚の文の中には空欄が１ヵ所あり、そこには体の部位に当たる漢字が１文字入ります。下にあるヒントの漢字のどれか１つを用いて、文を成立させてください。リストの漢字はそれぞれ１度しか使いません。

①～⑮のリスト

目	額	口	骨	顎（あご）	指	首	肩
鼻	尻（しり）	足	腹	膝（ひざ）	腸	耳	

①時間をかけての交渉で、相手がようやく□を縦に振った。

②□が肥えているから、安物にはだまされない。

③新幹線の指定席を利用したので、今回の旅行では□が出た。

④知り合いに□を利いてもらって、就職することができた。

⑤喧嘩して出て行った息子の帰りを断□の思いで待つ。

⑥彼女に□抜きにされて、いい成績が残せなくなった。

⑦坂道を行き来していたら□が笑って、もう歩けない。

⑧研究を成功させて、先生の□を明かしてやる。

⑨自分の間違いをズバリいわれて、□が痛い。

⑩彼の活躍には□をくわえて見ているほかなかった。

⑪任侠映画を観たあとは、□で風を切って歩いてしまう。

⑫一軒家だけれども、猫の□ほどの庭しかない。

⑬新入社員の彼は□が青く、言葉使いの指導から必要だ。

⑭いつもニコニコして人当たりもいいが、実際は□が黒い。

⑮年下から□で使われても、文句ひとついわなかった。

解答 ①首、②目、③足、④口、⑤腸、⑥骨、⑦膝、⑧鼻、⑨耳、⑩指、⑪肩、⑫額、⑬尻、⑭腹、⑮顎

脳活ポイント

記憶力がたくましくなる

何気なく使っている日常会話には、体の部位を比喩的に用いる言い回しが数多くあります。改めて文章で見たときに正確に思い出せるかどうか、記憶力を鍛えましょう。使い慣れていない言葉は覚えてください。

目標時間

50代まで	60代	70代以上
20分	25分	30分

正答数　　／30問

かかった時間　　分

⑯〜㉚のリスト

尻（しり）	歯	骨	顔	首	指	口	頭
鼻	腰	肩	顎（あご）	舌	股（また）	唇	

⑯すごいギタリストで、世界を「　」にかけて活躍している。

⑰彼は「　」が強いから、最後までやりとげるだろう。

⑱できるところまで進めてくれれば、あとは私が「　」を拾ってあげよう。

⑲負けている選手の「　」を持つのは、日本人のいいところ。

⑳因縁のチームとの試合まで「　」折り数えて待つ。

㉑彼は「　」が固いので、いくら頼んでもダメだろう。

㉒「　」が浮くようないい方でほめられても、全くうれしくない。

㉓友達の失敗談を聞いて、「　」がはずれるくらい笑った。

㉔彼は「　」が堅いから、この計画を話してもいいだろう。

㉕ここは先生の「　」を立てて、彼をほめてあげてください。

㉖明確な目標を打ち出せず、社長から「　」であしらわれた。

㉗性格がいい彼女を息子の嫁にしたいが、少し「　」が軽そうだ。

㉘試合に負けて、監督は「　」をかんだ。

㉙おおぜいの人の前で話をすると、決まって「　」がもつれる。

㉚娘が留学から帰ってくるのを「　」を長くして待っている。

解答　⑯股、⑰腰、⑱骨、⑲肩、⑳指、㉑頭、㉒歯、㉓顎、㉔口、㉕顔、㉖鼻、㉗尻、㉘唇、㉙舌、㉚首

14日目 しりとり迷路

実践日

月　日

難易度4★★★★☆

熟語の読み方でしりとりをし、指定された数の熟語を通ってスタートからゴールまで進みます。移動は縦横のみで、斜めには動けません。道を黒くなぞりながら、通った熟語に○をつけていきましょう。

① 全部で12個の熟語を通ります

寝言（スタート）	豆腐	不明	住宅	正規	遺産
東西	風紀	如月	会計	値段	個性
補欠	気圧	議長	雨季	真似	音色
修正	追伸	団扇	若者	野山	朗読
報告	購入	再度	納付	不備	暗闇（ゴール）

② 全部で22個の熟語を通ります

元気（スタート）	収録	仮説	制限	通期	表紙
給油	浴衣	外貨	表裏	理屈	講義
優勝	態度	動画	学費	通例	遠足
運転	真理	土筆	悲願	石頭	真上
経済	履歴	空室	娯楽	迷子	証拠
黒豆	帰宅	靴下	工夫	腕輪	若葉
名簿	有料	太刀	中古	国家	回帰（ゴール）

脳活ポイント

注意力が着実に鍛えられる

しりとりを頭の中で行い、進む方向を見つけます。ちゃんと文字がつながっているのか確認しつつ行うので、注意力が着実に鍛えられます。また、漢字の数が多いので集中力も必要になります。

目標時間

50代まで	60代	70代以上
20分	25分	30分

正答数 ／4問　かかった時間 分

③ 全部で14個の熟語を通ります

名誉（スタート）	予選	復旧	立身	衝撃	掃除
様子	相撲	豚骨	土煙	最新	特定
水滴	内訳	毛糸	緑地	調査	坂道
親切	経過	都市	弱虫	才女	地位
乾燥	歌詞	地元	芝居	板前	鋭利（ゴール）

④ 全部で22個の熟語を通ります

恋愛（スタート）	飲料	高級	注文	起動	裏目
岩手	姉妹	移住	有志	区域	騎士
展示	休止	師走	落語	互角	敷地
受理	利益	隙間	絵柄	夜景	父親
理系	定時	真冬	行方	突風	山里
長期	待機	湯水	大切	内股	体育
知能	好転	図形	違反	足袋	微妙（ゴール）

※解答は85ページをご覧ください

15日目 漢字推理ドリル

実践日　　月　　日

難易度❺★★★★★

各問、A～Hの各マスに漢字１字を入れ、それぞれ三字熟語か四字熟語にしてください。❶～❹各問の番号が同じマスには、同じ漢字が入ります。熟語が１つできるごとに正解とします。

❶

Ⓐ 自□①□②

ヒント 飾ったり気取ったりしないこと

Ⓑ 至□③□④□①

ヒント 当たり前のこと

Ⓒ □⑤位□⑥□②

ヒント ○位○○の改革を行う

Ⓓ 花□⑦□⑧□⑨

ヒント 美しい自然の風景

Ⓔ □⑩□⑪橋

ヒント 人が通る橋

Ⓕ □⑥石□⑫□⑦

Ⓖ □⑤□⑬坊□⑭

Ⓗ □⑬□⑮□⑨□⑩

❷

Ⓐ □①身□②□③

ヒント 仕事などで成功し地位を得る

Ⓑ 直□①□④□⑤

ヒント 気をつけの姿勢から動かない

Ⓒ 驚□⑥□⑤□⑦

ヒント アッと驚くような出来事

Ⓓ □⑧久□④□⑨

ヒント 果てしなく続いて変わらないこと

Ⓔ □⑩頂□⑥

ヒント 喜びの絶頂にいること

Ⓕ □⑩□⑪無□⑪

Ⓖ □⑫外□④□②

Ⓗ □⑥□⑨□⑦□⑬

解答
❶Ⓐ自然体、Ⓑ至極当然、Ⓒ三位一体、Ⓓ花鳥風月、Ⓔ歩道橋、Ⓕ一石二鳥、Ⓖ三日坊主、Ⓗ日進月歩
❷Ⓐ立身出世、Ⓑ直立不動、Ⓒ驚天動地、Ⓓ永久不変、Ⓔ有頂天、Ⓕ有象無象、Ⓖ門外不出、Ⓗ天変地異

脳活ポイント

直感力と推理力を鍛える

空欄に入る漢字をパズルのように推理するため、直感力や推理力、想起力が鍛えられます。また、言語をつかさどる側頭葉が活性化し、国語力や語彙力の鍛錬にも大いに役立つと考えられます。

目標時間

50代まで	60代	70代以上
20分	25分	30分

正答数 ／32問

かかった時間 分

③

Ⓐ ①□ 常 ②□

ヒント 緊急時の避難はここから

Ⓑ ③□ ②□ 雑 ④□

ヒント 口汚くののしること

Ⓒ 他 ④□ ⑤□ ⑥□

ヒント みんなには秘密

Ⓓ ⑦□ ⑧□ ⑤□ 辺

ヒント 果てしなく広がっているさま

Ⓔ ⑧□ ⑨□ 漢

ヒント たくさん食べる人

Ⓕ ④□ ⑩□ 学

Ⓖ 極 ③□ ①□ ⑪□

Ⓗ ⑧□ ④□ ⑫□ ⑩□

④

Ⓐ ①□ 五 ②□

ヒント 子供の成長を祝う

Ⓑ ②□ 点 ③□ ④□

ヒント 頭で逆立ち

Ⓒ 岡 ⑤□ ⑥□ ⑤□

ヒント 当事者より第三者のほうが物事を見られる

Ⓓ 真 ⑦□ ⑤□

ヒント 誠実なこと

Ⓔ ②□ 寒 ⑧□ ⑨□

ヒント 春の訪れを感じるころ

Ⓕ ⑧□ 苦 ⑥□ 苦

Ⓖ ⑧□ ⑦□ 楚 ⑩□

Ⓗ ①□ ⑪□ ⑥□ ③□

解答 ③Ⓐ非常口、Ⓑ悪口雑言、Ⓒ他言無用、Ⓓ広大無辺、Ⓔ大食漢、Ⓕ言語学、Ⓖ極悪非道、Ⓗ大言壮語、
④Ⓐ七五三、Ⓑ三点倒立、Ⓒ岡目八目、Ⓓ真面目、Ⓔ三寒四温、Ⓕ四苦八苦、Ⓖ四面楚歌、Ⓗ七転八倒

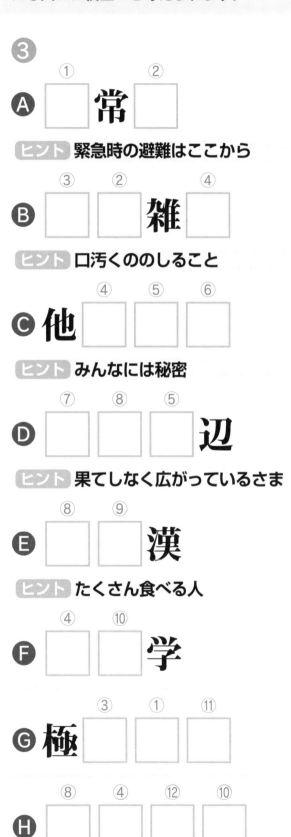

16日目 迷路で言葉クイズ

実践日

月　　日

難易度5★★★★★

各マスに書かれたひらがながそれぞれつながって1つの文章になるよう、■のマスを除くすべてのマスを1度だけ通ってスタートからゴールに向かいます。できあがった文章が示す漢字2字を答えてください。

①

スタート：右上（け）／ゴール：左下（ん）

ざ	ょ	し	け
い	■	う	ん
ち	が	ょ	ち
■	な	ご	や
ん	け	の	し

答え

②

スタート：上段左から2番目（ま）／ゴール：下段左から3番目（ろ）

た	ま	つ	な
や	ひ	が	が
な	ざ	ね	る
ど	と	ほ	と
ほ	ね	ろ	こ

答え

③

スタート：上段左から2番目（じ）／ゴール：下段左から3番目（き）

ん	じ	は	る
せ	い	の	と
わ	る	え	い
か	ふ	れ	る
さ	あ	き	じ

答え

④

スタート：上段左から3番目（い）／ゴール：右下（ん）

あ	の	い	ぬ
し	こ	ね	や
の	わ	ら	か
う	や	ぶ	い
ら	の	ぶ	ん

答え

解答 ①愛知（けんちょうしょざいちがなごやしのけん）、②関節（またやひざなどほねとほねがつながるところ）、③青春（じんせいのはるといえるわかさあふれるじき）、④肉球（いぬやねこのあしのうらのやわらかいぶぶん）

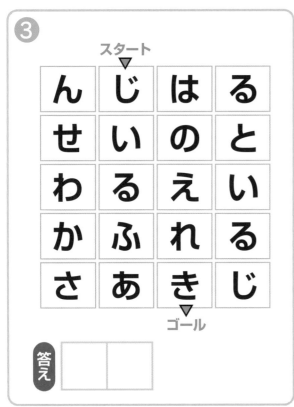

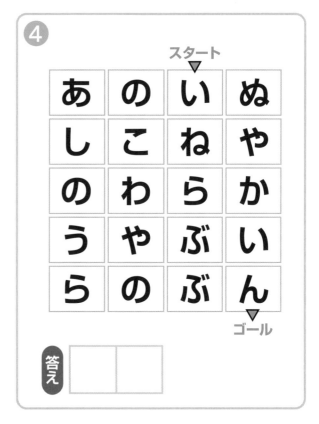

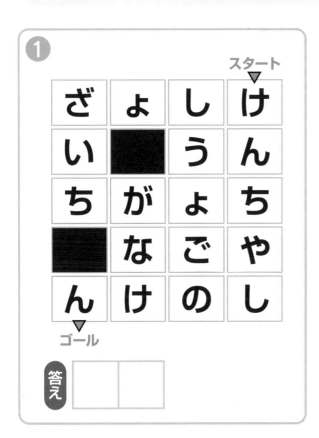

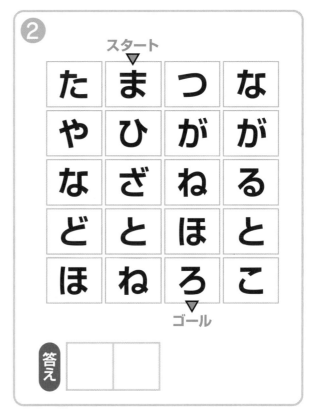

脳活ポイント

読解力が試され強まる

ひらがなで何が書かれているかを認識しながら進んでいくのに、読解力が必要になります。加えて、うまく文がつながるようにするにはどうすればいいのか、限られた時間内での思考力が試されます。

目標時間

50代まで	60代	70代以上
30分	40分	50分

正答数　／8問　かかった時間　分

⑤

スタート（い）

い	ち	ょ	う
お	や	■	な
な	ね	む	ど
か	■	ぞ	う
に	あ	る	き

ゴール（き）

答え

⑥

スタート（う）

う	の	こ	ど
ま	り	が	も
れ	か	あ	げ
た	ば	■	る
え	ご	き	な

ゴール（え）

答え

⑦

スタート（あ）

と	た	あ	め
き	っ	ふ	が
に	さ	な	ど
つ	か	ど	の
か	う	う	ぐ

ゴール（ぐ）

答え

⑧

スタート（ふ）

れ	わ	と	ふ
る	か	ん	や
と	つ	に	ぼ
り	の	ぎ	う
ね	は	ん	か

ゴール（ね）

答え

解答 ⑤内臓（いちょうなどむねやおなかにあるぞうき）、⑥産声（うまれたばかりのこどもがあげるなきごえ）、⑦雨具（あめがふったときにつかうかさなどのどうぐ）、⑧羽毛（ふとんやぼうかんぎにつかわれるとりのはね）

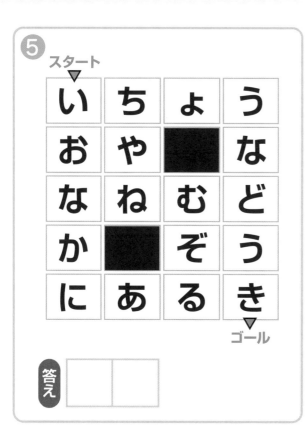

17日目 部首から漢字

実践日

月　日

難易度④★★★★☆

問題に提示された言葉の意味がしっかりと通るよう、指定された部首とリストにある漢字の断片をつなげて漢字を作るドリルです。リストにある漢字の断片は、１回ずつ、すべて用います。

亻 にんべんの漢字

リスト 弋　木　共　寺　山　士　ム　云　彡

① 地獄に亻□
② 千亻□紙
③ 亻□台駅
④ 手亻□事
⑤ 亻□日出勤
⑥ 亻□言ゲーム
⑦ 子亻□料金
⑧ 亻□ジャパン
⑨ 亻□学旅行

艹 くさかんむりの漢字

リスト 之　垂　烝　云　余　采　化　古　臧

⑩ 艹□達者
⑪ 艹□飾り
⑫ 猿艹□居
⑬ 艹□言を呈す
⑭ 抹艹□風味
⑮ 中艹□料理
⑯ 野艹□炒め
⑰ 艹□気機関車
⑱ 冷艹□庫

氵 さんずいの漢字

リスト 毎　戻　茜　莫　由　歩　干　㐬　曼

⑲ 氵□をかく
⑳ 水と氵□
㉑ 日本氵□
㉒ 氵□れ星
㉓ くやし氵□
㉔ 交通氵□滞
㉕ 氵□場一致
㉖ 氵□才師
㉗ 常用氵□字

解答 ①仏、②代、③仙、④仕、⑤休、⑥伝、⑦供、⑧侍、⑨修、⑩芸、⑪花、⑫芝、⑬苦、⑭茶、⑮華、⑯菜、⑰蒸、⑱蔵、⑲汗、⑳油、㉑海、㉒流、㉓涙、㉔渋、㉕満、㉖漫、㉗漢

脳活ポイント

記憶がしっかり定着する

見慣れた漢字でも、へんとつくりがバラバラになっていると、本来の形をすぐに思い出せなかったりします。この問題をくり返し解けば記憶がしっかり定着して、注意力も高まります。

目標時間

50代まで	60代	70代以上
15分	20分	25分

正答数 ／54問　かかった時間 分

日　にちへんの漢字

リスト　寺　免　央　爰　青　月　音　乍　翟

㉘ [日] 治時代　㉛ [日] れのち雨　㉞ [日] ご飯
㉙ [日] 年度　㉜ 月[日]日　㉟ [日] い夜道
㉚ 日照[日]間　㉝ 寒[日]差　㊱ [日] 画館

禾　のぎへんの漢字

リスト　必　ム　多　家　重　少　火　高　兑

㊲ [禾] ぎ頭　㊵ [禾] 金を払う　㊸ 春夏[禾]冬
㊳ 穀物の[禾]　㊶ [禾] 密主義　㊹ [禾] 書箱
㊴ 原[禾]用紙　㊷ 1分1[禾]　㊺ [禾] 動手段

囗　くにがまえの漢字

リスト　玉　木　大　㐅　寸　袁　井　古　巻

㊻ 原[囗]究明　㊾ 雰[囗]気　52 [囗] 定資産
㊼ [囗] 画工作　㊿ [囗] 惑する　53 遊[囗]地
㊽ 日本[囗]民　51 一致[囗]結　54 大気[囗]

解答 ㉘明、㉙昨、㉚時、㉛晴、㉜曜、㉝暖、㉞晩、㉟暗、㊱映、㊲稼、㊳種、㊴稿、㊵税、㊶秘、㊷秒、㊸秋、㊹私、㊺移、㊻因、㊼図、㊽国、㊾囲、㊿困、51回、52固、53園、54圏

18日目 漢字熟語しりとり

実践日

月　日

難易度4★★★★☆

７つの漢字を使い、二字熟語をしりとりで作ります。できた二字熟語の右側の漢字が、次の二字熟語の左側の漢字になります。答えの最初と最後の漢字は１度しか使いません。うまくつながるように埋めてください。

① 談 用 相 事 合 典 併

相		▶			▶		
		▶			▶		

⑤ 火 綿 真 花 薬 写 局

		▶			▶	綿	
		▶			▶		

② 長 順 民 居 延 従 住

従		▶			▶		
		▶			▶		

⑥ 束 常 約 結 通 成 連

		▶			▶	連	
		▶			▶		

③ 意 先 熱 幸 得 発 心

幸		▶			▶		
		▶			▶		

⑦ 近 金 身 山 親 年 里

		▶			▶	親	
		▶			▶		

④ 高 奇 地 徳 声 怪 道

怪		▶			▶		
		▶			▶		

⑧ 木 下 庭 手 魚 校 拓

		▶			▶	校	
		▶			▶		

解答

①相談→談合→合併→併用→用事→事典、②従順→順延→延長→長居→居住→住民、
③幸先→先発→発熱→熱心→心得→得意、④怪奇→奇声→声高→高地→地道→道徳、
⑤写真→真綿→綿花→花火→火薬→薬局、⑥通常→常連→連結→結成→成約→約束、
⑦山里→里親→親身→身近→近年→年金、⑧手下→下校→校庭→庭木→木魚→魚拓

脳活ポイント

言語中枢を一段と磨く！

熟語をしりとりのようにつなげて並べることで、言語中枢である側頭葉を活性化させる効果が期待できます。また、想起力と洞察力、情報処理力も大いに鍛えられます。

目標時間

50代まで	60代	70代以上
30分	45分	60分

正答数 ／16問　かかった時間 分

⑨ 家切真事実迫親

親□ ▶ □□ ▶ □□ ▶
□□ ▶ □□ ▶ □□

⑩ 布器質石麻材問

麻□ ▶ □□ ▶ □□ ▶
□□ ▶ □□ ▶ □□

⑪ 真履味草正夏修

真□ ▶ □□ ▶ □□ ▶
□□ ▶ □□ ▶ □□

⑫ 時名束瞬別札差

瞬□ ▶ □□ ▶ □□ ▶
□□ ▶ □□ ▶ □□

⑬ 香礼読洗拝解水

□□ ▶ □□ ▶ 洗□ ▶
□□ ▶ □□ ▶ □□

⑭ 義靴校忠長底母

□□ ▶ □□ ▶ 母□ ▶
□□ ▶ □□ ▶ □□

⑮ 合夜前雨出霧具

□□ ▶ □□ ▶ 夜□ ▶
□□ ▶ □□ ▶ □□

⑯ 困取料難材関貧

□□ ▶ □□ ▶ 難□ ▶
□□ ▶ □□ ▶ □□

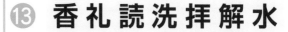

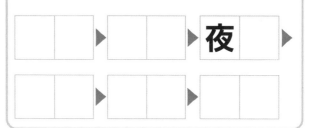

解答
⑨親切→切迫→迫真→真実→実家→家事、⑩麻布→布石→石器→器材→材質→質問、
⑪真夏→夏草→草履→履修→修正→正味、⑫瞬時→時差→差別→別名→名札→札束、
⑬香水→水洗→洗礼→礼拝→拝読→読解、⑭忠義→義母→母校→校長→長靴→靴底、
⑮出前→前夜→夜霧→霧雨→雨具→具合、⑯貧困→困難→難関→関取→取材→材料

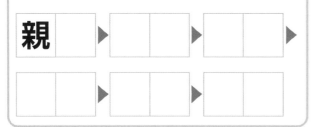

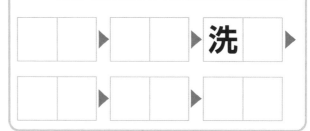

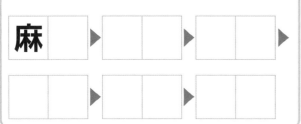

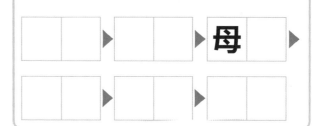

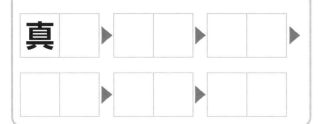

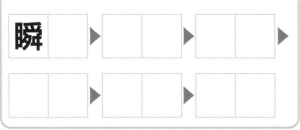

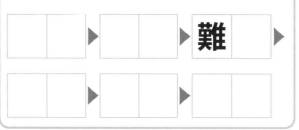

19日目

送り仮名で熟語

実践日　月　日

難易度4 ★★★★☆

各マスにリストの漢字を１つずつ入れ、縦に読める三字熟語か四字熟語を作ってください。マスの右側にあるのは答えの漢字の常用訓読みの送り仮名です。送り仮名がない漢字はリストにありません。

❶～❾のリスト

行	大	付	食	迷	試	近	変	承	合
転	惑	住	絶	習	起	明	逃	和	倒
練	臨	正	避	抱	結	同	応		

❶
衣
□らう
□む

❷
□げる
□ける
□く

❸
公
□るい
□しい
□いに

❹
□える
腹
□やす
□れる

❺
□ける
□らぐ
雷
□じ

❻
□い
所
□う
□う

❼
□む
機
□える
□わる

❽
□きる
□る
□がる
□ぶ

❾
□る
□う
□みる
□わせる

解答 ❶衣食住、❷逃避行、❸公明正大、❹抱腹絶倒、❺付和雷同、❻近所迷惑、❼臨機応変、❽起承転結、❾練習試合

脳活ポイント

答えを導く直感力が鍛えられる

リストの漢字が多いので、どれを選べば素早く答えにたどり着けるか、直感力が必要になります。できるものからどんどん答えていくうちに、直感力が自然と磨かれていきます。

目標時間

50代まで	60代	70代以上
20分	30分	40分

正答数 ／18問　かかった時間 分

⑩～⑱のリスト

居	返	換	盛	保	落	険	栄	放	生
枯	実	守	戦	計	衰	転	留	汚	悪
送	苦	攻	重	分	闘	難	上		

⑩
体
□なる
□る

⑪
□る
□める
□る

⑫
気
□ける
□げる
□わる

⑬
□しい
□める
不
□ちる

⑭
□る
況
□つ
□る

⑮
□まれる
命
□つ
□しい

⑯
□れる
名
□す
□がる

⑰
□い
□う
□しむ
□う

⑱
□える
□れる
□ん
□える

解答 ⑩体重計、⑪居留守、⑫気分転換、⑬難攻不落、⑭実況放送、⑮生命保険、⑯汚名返上、⑰悪戦苦闘、⑱栄枯盛衰

20日目 引っかけ類似漢字

実践日

月　　日

難易度3★★★☆☆

各問、漢字１文字が消えた文が提示されています。そこに入る漢字を、４つの漢字から１つ選んで文を成立させてください。答えに用いない漢字は、わりと間違えやすいものが表示されています。

①古い写真を見て□かしむ　（懐・壊・壌・譲）答え□

②□金をして首が回らない　（惜・借・貸・昔）答え□

③財布を□って交番に届けた（投・拘・捨・拾）答え□

④水道□が破裂して水浸し　（官・宮・菅・管）答え□

⑤□来に向けての提言をする（末・未・創・生）答え□

⑥木の□に鳥がとまっている（梢・稍・逍・蛸）答え□

⑦お互い連□を密にしよう　（給・絡・結・紹）答え□

⑧□良すべき点を見つけた　（攻・政・牧・改）答え□

⑨薄□を踏む思いで進んだ　（水・永・氷・霞）答え□

⑩事故の原□を現在調査中だ（困・囲・回・因）答え□

⑪小高い□に登り景色を見る（同・岡・丘・奥）答え□

⑫ハトは平和の□徴とされる（象・像・障・特）答え□

解答 ①懐、②借、③拾、④管、⑤未、⑥梢、⑦絡、⑧改、⑨氷、⑩因、⑪丘、⑫象

脳活ポイント

注意力増強でうっかりミスが減る

「あれ、どっちの漢字だったかな？」と思う回数が多い人は、日ごろの注意力が不足ぎみです。問題を集中して解くうちに注意深くなり、うっかりミスや物忘れが少なくなります。

目標時間

50代まで	60代	70代以上
10分	15分	20分

正答数　　／24問

かかった時間　　分

⑬ 彼にはほとほと幻□した　（減・滅・城・域）　答え□

⑭ 虫を特□の容器に保管した　（製・制・性・装）　答え□

⑮ 万有引力の□則を学ぶ　（保・方・万・法）　答え□

⑯ 失敗して□裁をつくろう　（休・体・定・丁）　答え□

⑰ 我々は自然と□存すべきだ　（洪・供・共・協）　答え□

⑱ あまりの無知で□笑を買う　（矢・失・牛・午）　答え□

⑲ 部屋が□くて引っ越しする　（狡・侠・狭・挟）　答え□

⑳ 彼女の□力あふれる笑顔　（未・魅・摩・勉）　答え□

㉑ 先祖代々の家□図を見た　（采・忝・糸・系）　答え□

㉒ 冷□庫が食材でいっぱいだ　（蔵・臓・造・倉）　答え□

㉓ さては□病風に吹かれたか　（憶・億・臆・意）　答え□

㉔ 保護犬の□渡会場に行く　（譲・護・議・嬢）　答え□

解答 ⑬滅、⑭製、⑮法、⑯体、⑰共、⑱失、⑲狭、⑳魅、㉑系、㉒蔵、㉓臆、㉔譲

21日目 二字熟語クロス

実践日

月　　日

難易度 4 ★★★★☆

下のリストから、上下左右にある漢字と組み合わせて二字熟語を４つ作れる漢字を選び、中央のマスに記入します。ページごとに16問すべて解いたら、リストに残った４字の漢字から四字熟語を作ってください。

①

	滞	
収		涼
	得	

②

	道	
七		案
	履	

③

	牛	
進		幅
	合	

④

	出	
人		紅
	実	

⑤

	転	
同		所
	間	

⑥

	幹	
仕		態
	務	

⑦

	腹	
漆		幕
	子	

⑧

	精	
秘		会
	着	

⑨

	理	
眼		学
	目	

⑩

	民	
合		題
	命	

⑪

	検	
気		存
	泉	

⑫

	放	
漏		車
	話	

⑬

	生	
復		字
	躍	

⑭

	旺	
繁		暑
	況	

⑮

	図	
土		座
	雲	

⑯

	代	
辞		情
	札	

①～⑯のリスト

星　黒　口　強　事　宿　肉
温　活　表　密　科　盛　食
歩　弱　草　居　納　電

⑰ 四字熟語の答え

答え

解答 ①納、②草、③歩、④口、⑤居、⑥事、⑦黒、⑧密、⑨科、⑩宿、⑪温、⑫電、⑬活、⑭盛、⑮星、⑯表、⑰<四字熟語の答え>弱肉強食

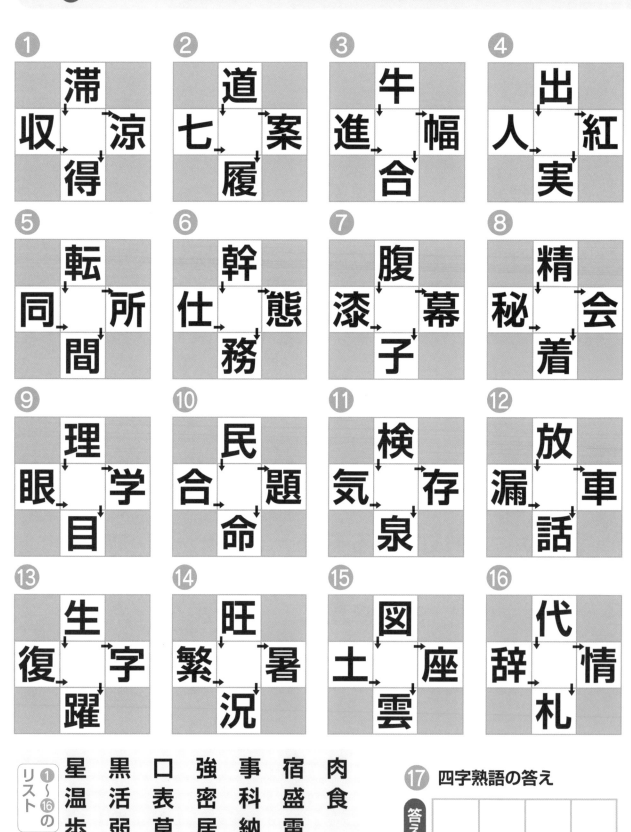

脳活ポイント

思考力と想起力を磨く！

４つの二字熟語に共通する漢字を探すのに必要な思考力や想像力・洞察力や、漢字を思い出す想起力が養われると考えられます。また、漢字力や語彙力を向上させる効果も期待できるでしょう。

目標時間

50代まで	60代	70代以上
25分	35分	45分

正答数 ／34問

かかった時間 分

⑱
	由	
本		客
	年	

⑲
	名	
肛		戸
	出	

⑳
	義	
推		容
	由	

㉑
	水	
公		凡
	均	

㉒
	子	
秘		刀
	石	

㉓
	増	
候		助
	完	

㉔
	行	
天		命
	途	

㉕
	日	
参		会
	準	

㉖
	学	
練		慣
	字	

㉗
	真	
地		値
	格	

㉘
	水	
花		居
	肌	

㉙
	王	
早		日
	顔	

㉚
	抹	
喫		色
	番	

㉛
	球	
相		末
	合	

㉜
	月	
寝		欲
	卓	

㉝
	人	
仲		近
	隔	

⑱～㉝のリスト

鳥　理　朝　照　行　来　平
習　門　諸　茶　宝　場　使
無　価　食　補　常　間

㉞ 四字熟語の答え

答え

解答　⑱来、⑲門、⑳理、㉑平、㉒宝、㉓補、㉔使、㉕照、㉖習、㉗価、㉘鳥、㉙朝、㉚茶、㉛場、㉜食、㉝間、㉞〈四字熟語の答え〉諸行無常

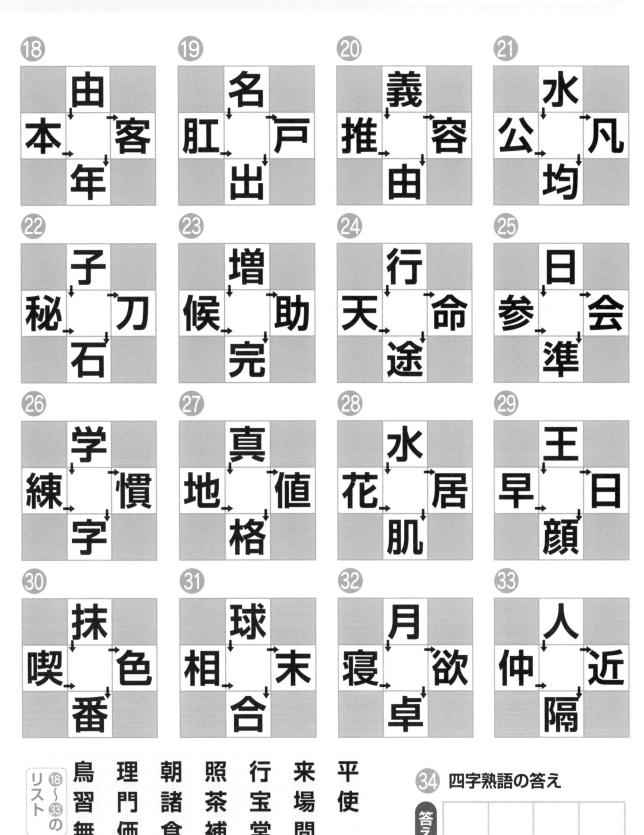

22日目 はぐれ漢字探し

実践日　　月　　日

難易度4 ★★★★☆

囲みの中にある９つの漢字のうちの８つを用いて、読み方で問題に示されたひらがなを含む二字熟語を４つ作ります。余った１つの漢字が答えです。余った漢字が合えば、熟語が違っても正解とします。

①　てい

亭	丁	食
庭	許	寧
料	定	園

答え

作れる熟語

②　ばん

全	晩	号
黒	万	協
番	成	板

答え

作れる熟語

③　しょう

体	照	賞
鐘	金	警
正	察	明

答え

作れる熟語

④　しゅ

握	梅	人
酒	守	手
主	認	備

答え

作れる熟語

⑤　きょう

京	座	敵
国	強	故
郷	境	都

答え

作れる熟語

⑥　りん

鈴	車	臨
月	森	水
林	風	輪

答え

作れる熟語

⑦　じゅん

標	粋	準
雄	回	番
巡	順	純

答え

作れる熟語

⑧　しゃ

射	斜	発
舎	社	茶
長	傾	弟

答え

作れる熟語

⑨　かん

謝	寒	漢
了	字	完
感	雨	天

答え

作れる熟語

解答　❶許（定食・庭園・料亭・丁寧）、❷協（番号・黒板・晩成・万全）、❸察（正体・賞金・照明・警鐘）、❹認（握手・梅酒・主人・守備）、❺座（故郷・京都・強敵・国境）、❻水（風鈴・森林・臨月・車輪）、❼雄（順番・標準・純粋・巡回）、❽茶（社長・舎弟・傾斜・発射）、❾雨（感謝・完了・漢字・寒天）

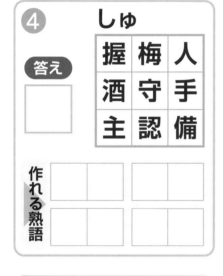

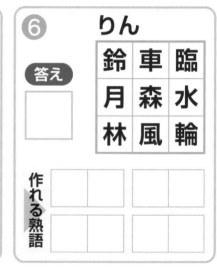

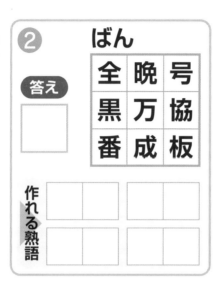

脳活ポイント

眺めるだけで注意力が高まる

マスの中の９つの漢字をよく見て、二字熟語のペアを作ります。漢字と漢字を結びつけるのには、注意力と集中力が必要です。試行錯誤している間に、２つの力がどんどん高まります。

目標時間

50代まで	60代	70代以上
25分	30分	40分

正答数　／18問

かかった時間　分

⑩ らん

覧	卵	乱
白	黒	回
欄	反	空

答え

作れる熟語

⑪ とう

筒	列	雑
灯	踏	台
水	島	取

答え

作れる熟語

⑫ しゅう

州	外	土
集	九	理
修	周	収

答え

作れる熟語

⑬ そん

敬	損	孫
子	尊	村
長	害	街

答え

作れる熟語

⑭ おう

欧	援	王
磨	中	応
央	冠	米

答え

作れる熟語

⑮ ざん

定	山	有
残	暗	暫
算	登	留

答え

作れる熟語

⑯ じん

口	陣	臓
大	歯	円
腎	人	臣

答え

作れる熟語

⑰ けい

恩	中	観
職	経	継
理	恵	景

答え

作れる熟語

⑱ りゅう

柳	子	竜
行	恐	粒
葉	川	流

答え

作れる熟語

解答　⑩黒（回覧・空欄・反乱・卵白）、⑪取（灯台・列島・水筒・雑踏）、⑫土（修理・九州・外周・収集）、⑬街（尊敬・損害・子孫・村長）、⑭磨（中央・欧米・王冠・応援）、⑮有（暗算・残留・登山・暫定）、⑯歯（円陣・人口・大臣・腎臓）、⑰職（経理・恩恵・景観・中継）、⑱葉（恐竜・流行・粒子・川柳）

23日目 数字つなぎ三字熟語

実践日

月　日

難易度❸★★★☆☆

1の★印から2の●印、3の●印というように各数字の印を順序よく線でつなぐと現れる3文字の漢字を使ってできる熟語を答えてください。最後の数字の印は☆です。最後まで線を引かなくても答えは導けます。

❶

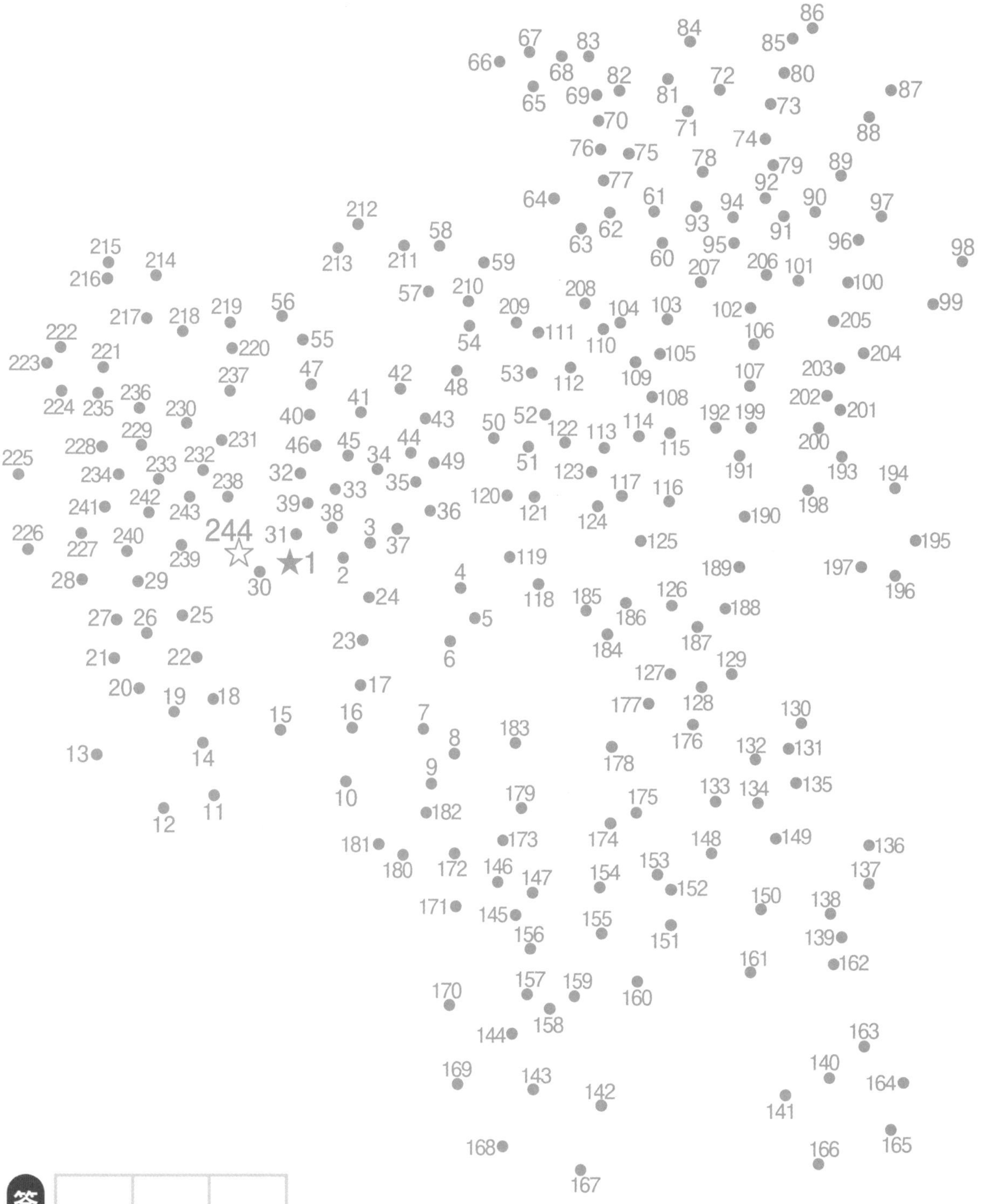

答え

脳活ポイント

見る力を磨き脳が活性

浮かび上がった図形から漢字を読み取り、三字熟語が何かを答えることで、脳の「見る力」の訓練にもなります。また、点を1から順につなげるため、注意力や集中力も鍛えられます。

目標時間

50代まで	60代	70代以上
15分	30分	40分

正答数 ／2問　かかった時間 分

❷

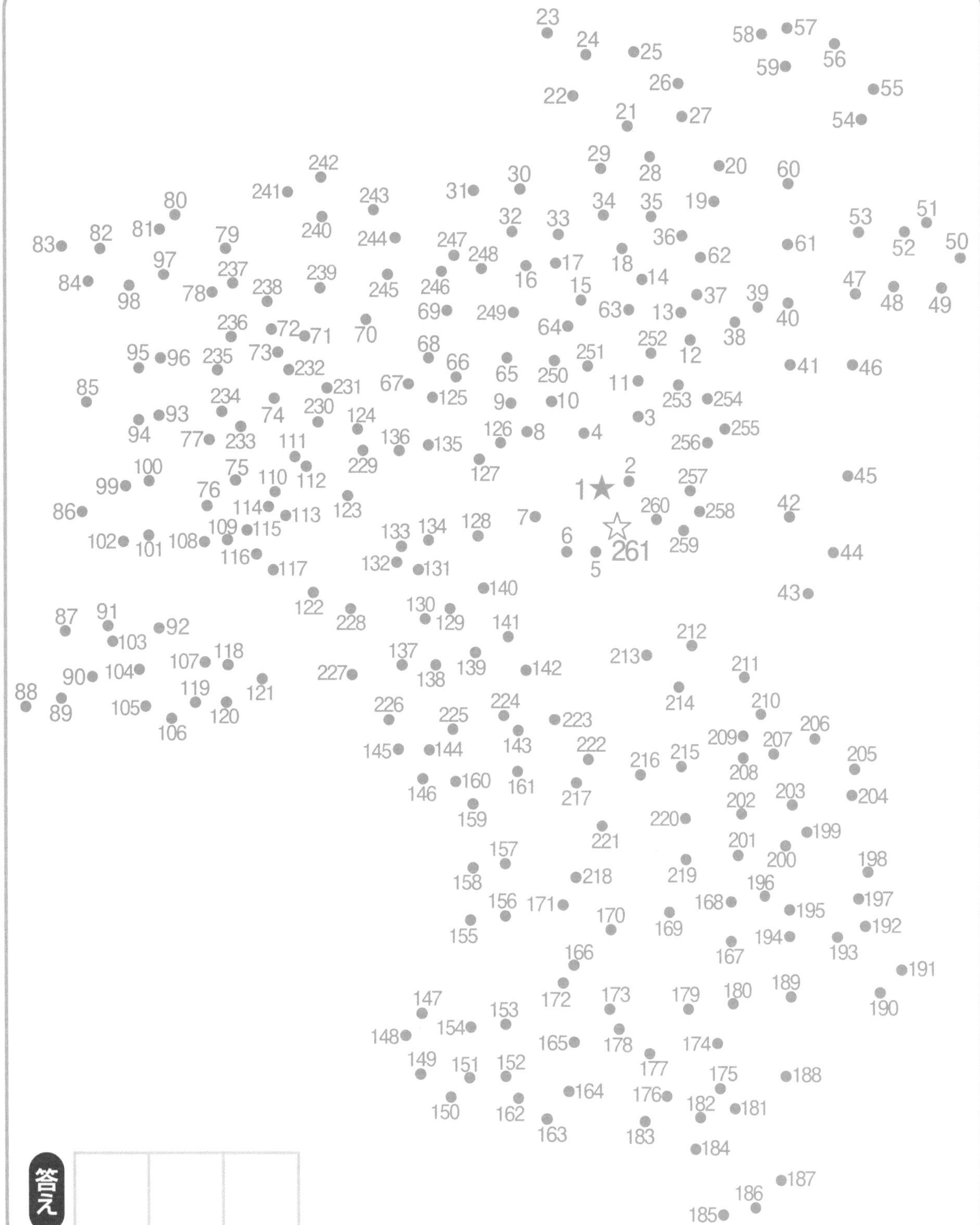

答え

※解答は86ﾍﾟｰｼﾞをご覧ください

24日目 バラバラ三字熟語

実践日
月　日

難易度③★★★☆☆

各問、三字熟語の漢字が部分ごとにバラバラに分解された形で提示されています。分解された各パーツを頭の中で組み合わせて、もとの三字熟語が何だったか解答欄に書き入れてください。

①
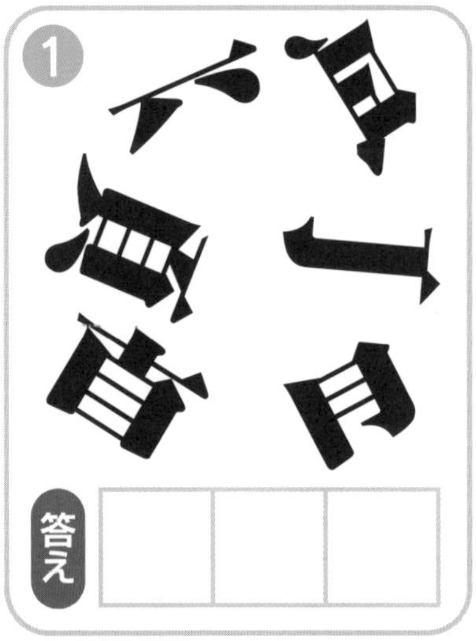

②
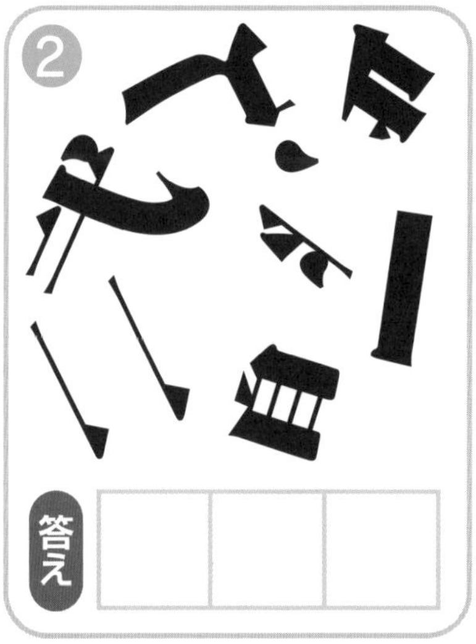

③
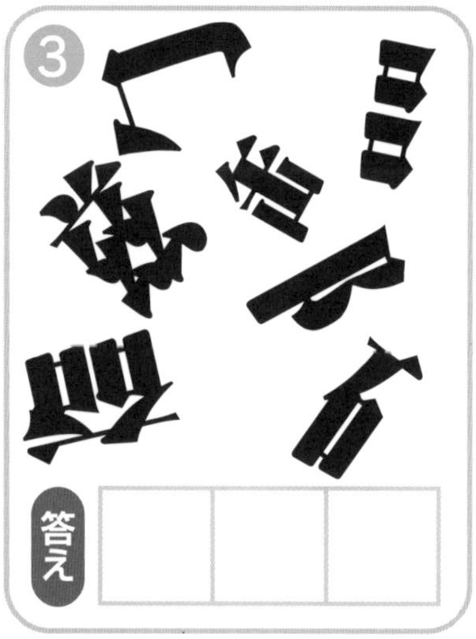

④
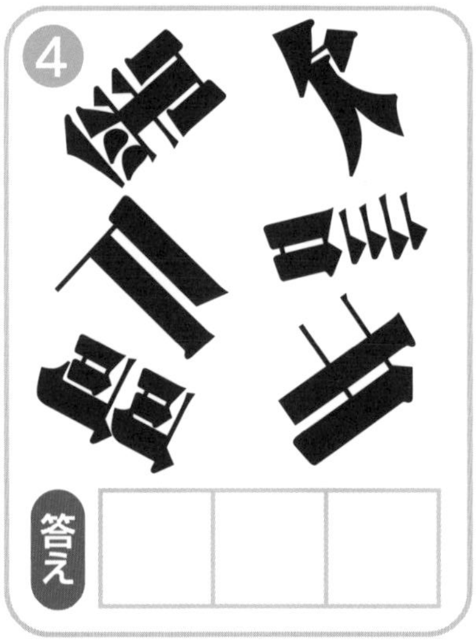

⑤
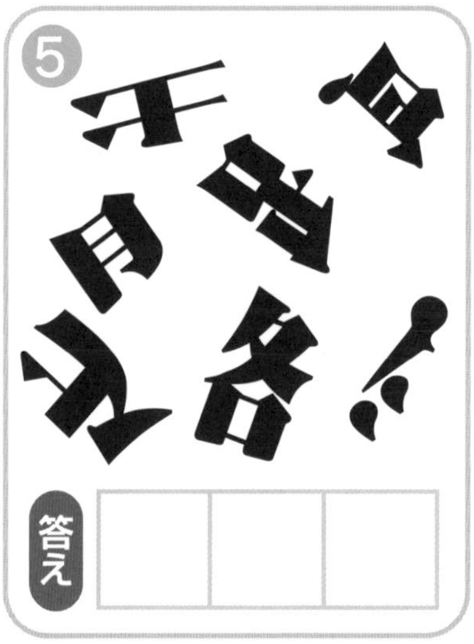

⑥
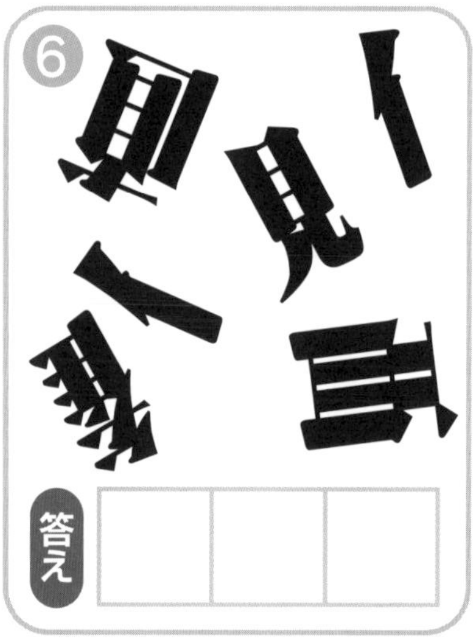

⑦
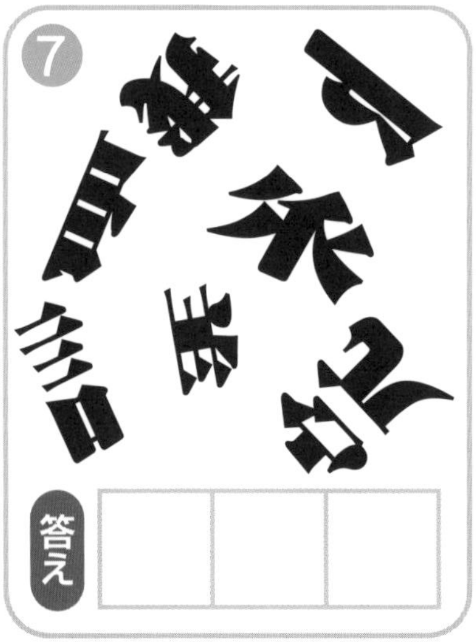

⑧
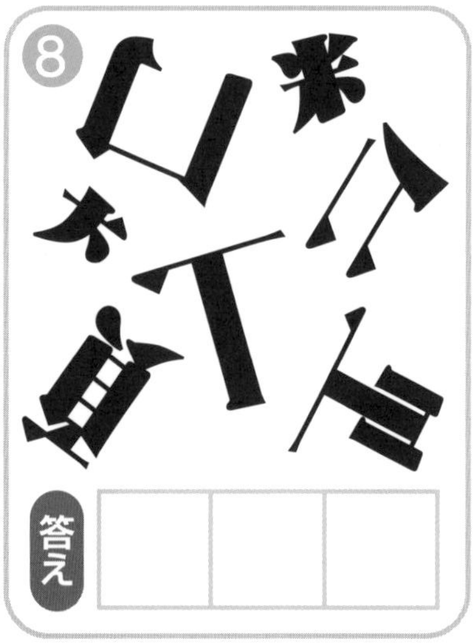

⑨
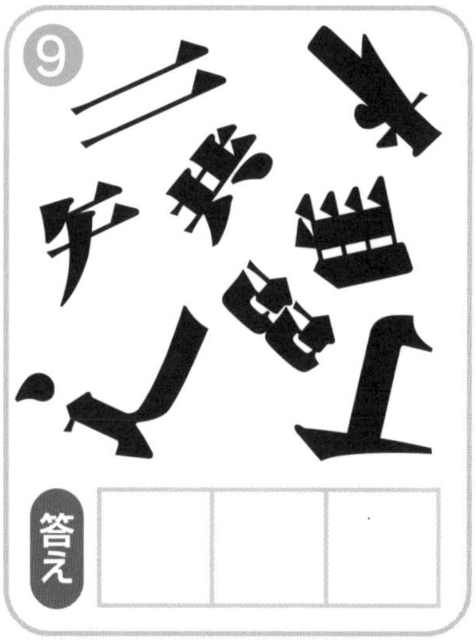

解答 ①真骨頂、②武士道、③陶磁器、④歌謡曲、⑤滑走路、⑥価値観、⑦衆議院、⑧両生類、⑨選手権

脳活ポイント

直感力と識別力を養う

バラバラに分解された３つの漢字のパーツからもとの漢字を読み取る直感力や識別力に加え、新たに組み合わせて三字熟語を考える想起力や発想力が同時に鍛えられます。

目標時間

50代まで	60代	70代以上
20分	30分	40分

正答数　／18問

かかった時間　分

⑩
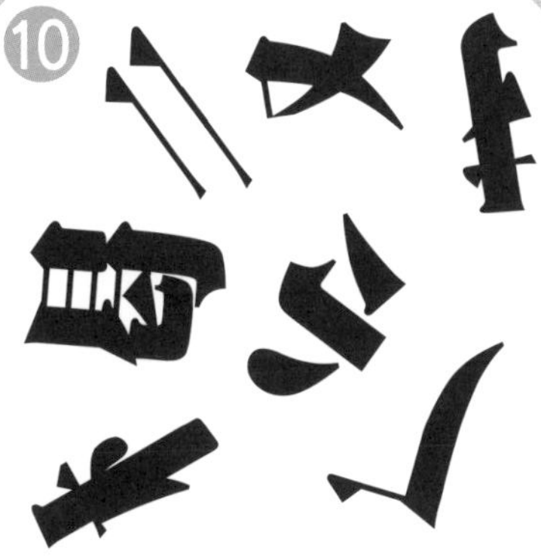
答え

⑪
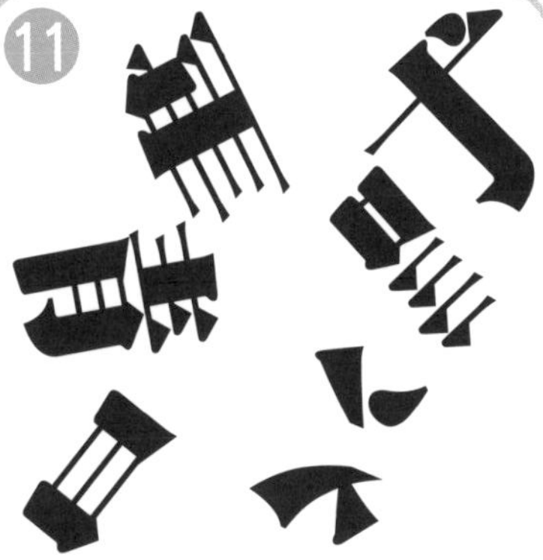
答え

⑫
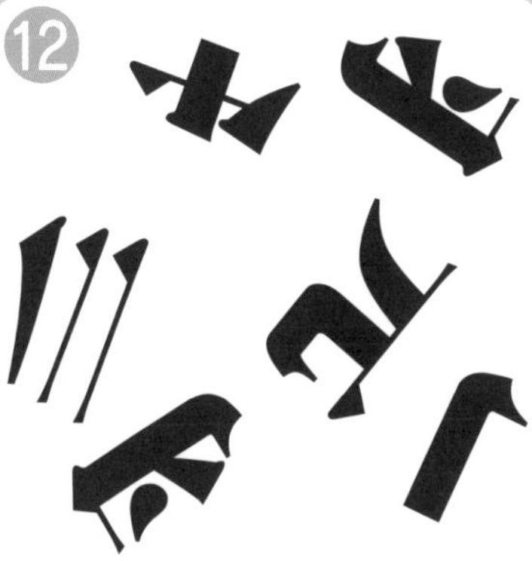
答え

⑬
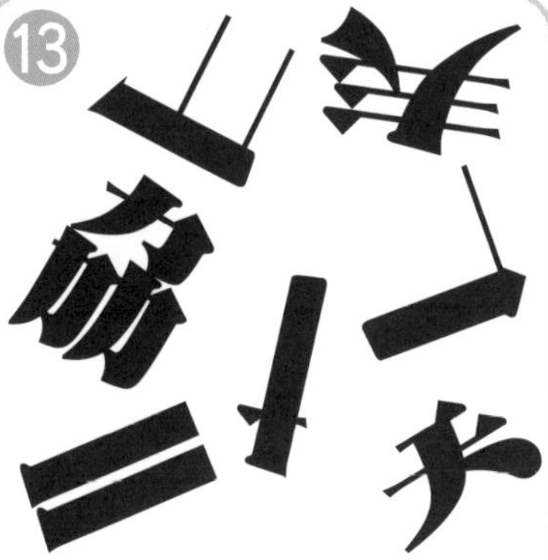
答え

⑭

答え

⑮

答え

⑯
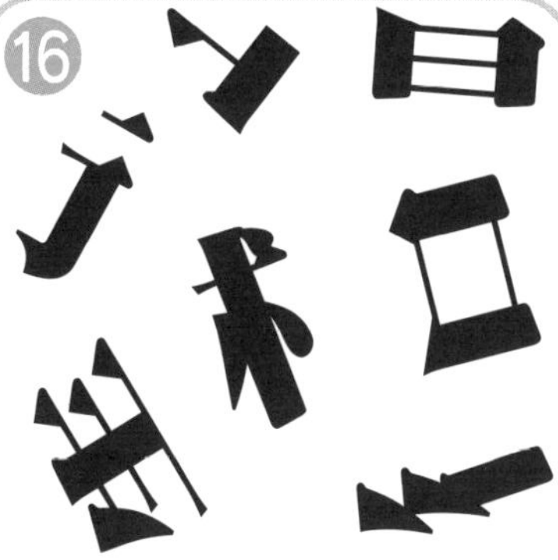
答え

⑰

答え

⑱
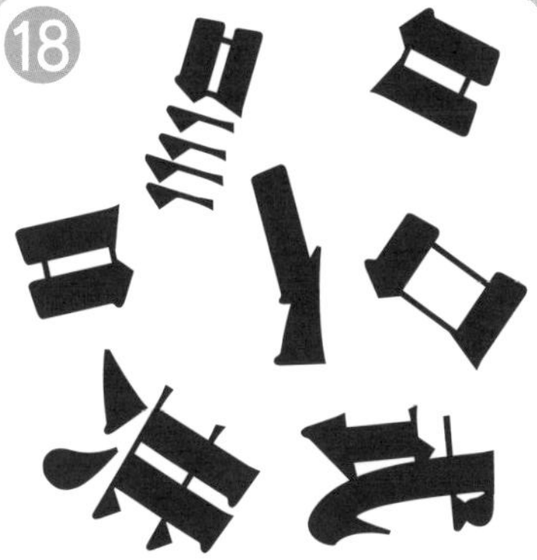
答え

解答 ⑩掲示板、⑪請求書、⑫手羽先、⑬協奏曲、⑭野放図、⑮賛美歌、⑯占星術、⑰優等生、⑱試供品

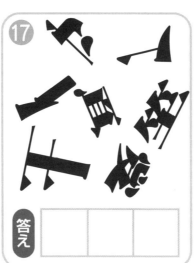

25日目 漢字見抜きパズル

実践日

月　　日

難易度④★★★☆☆

提示された言葉にかかわる漢字２字の熟語を答えるドリルです。漢字は、１文字ずつ３つのパーツに分解され、そこに関係ないパーツが１つ加わっています。使う漢字のパーツを見抜き、答えてください。

①生命の星

答え

1文字め　2文字め

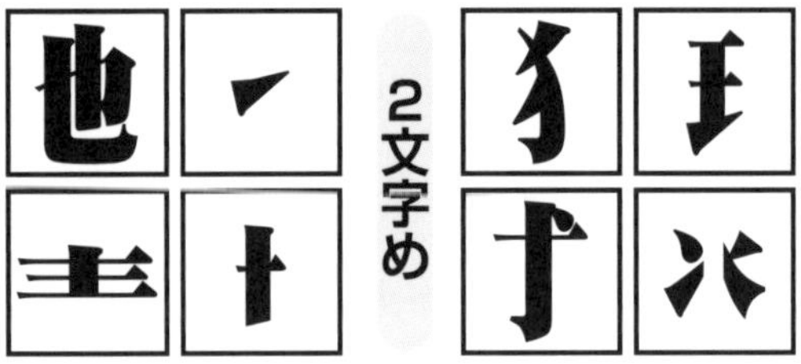

②銀行

答え

1文字め　2文字め

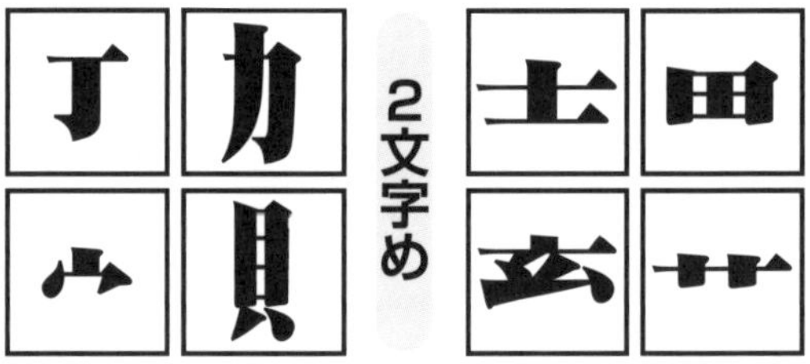

③外国語のプロ

答え

1文字め　2文字め

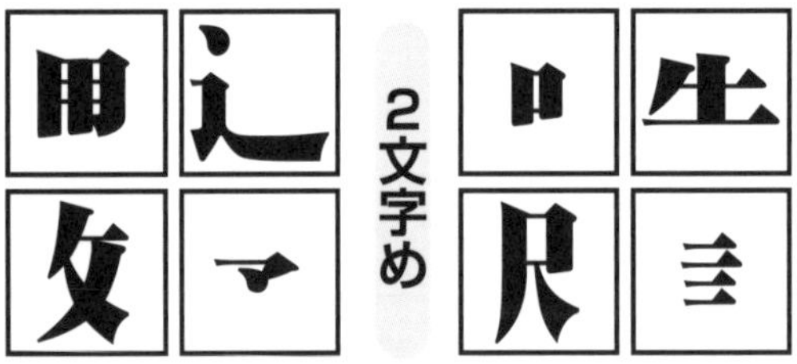

④まっ暗

答え

1文字め　2文字め

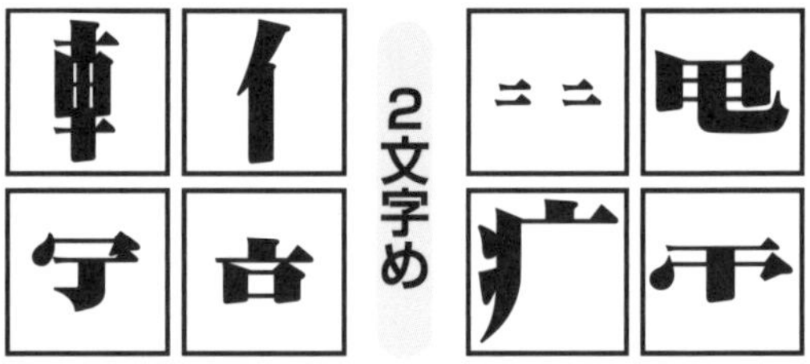

⑤本や図書館

答え

1文字め　2文字め

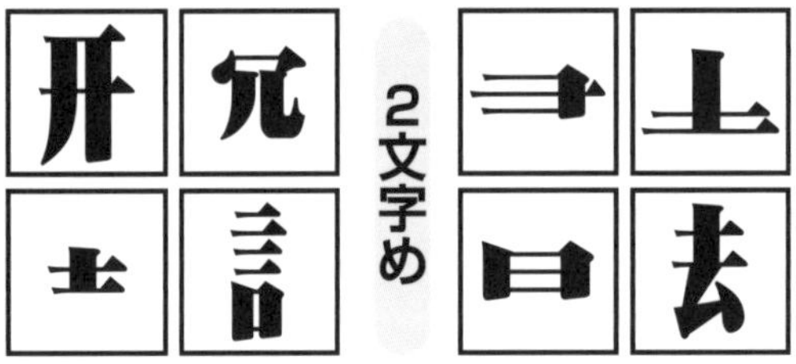

⑥肺や心臓、胃腸

答え

1文字め　2文字め

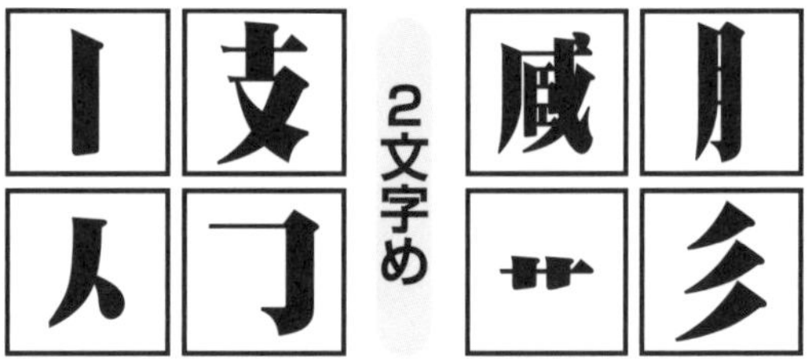

⑦ネバネバ食品

答え

1文字め　2文字め

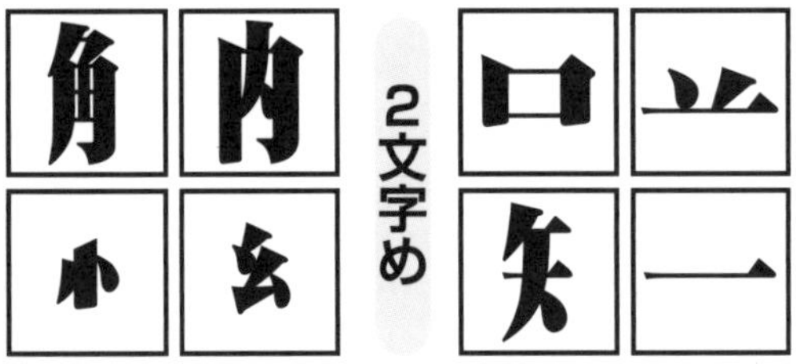

⑧和服の上着

答え

1文字め　2文字め

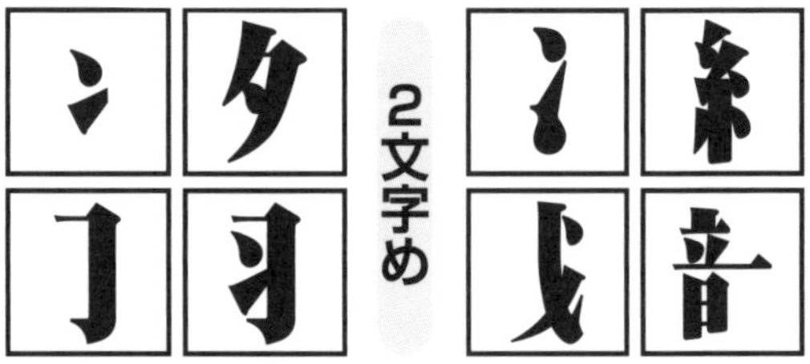

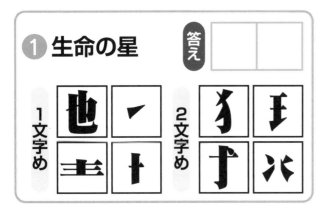

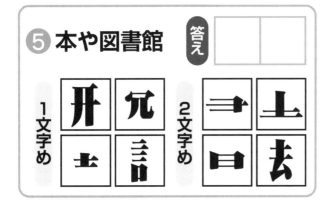

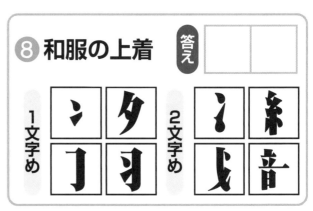

解答 ①地球、②貯蓄、③通訳、④停電、⑤読書、⑥内臓、⑦納豆、⑧羽織

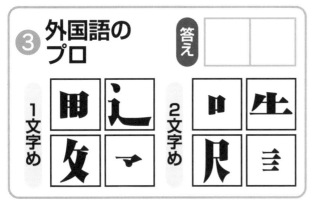

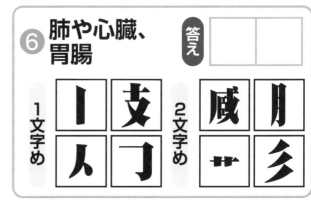

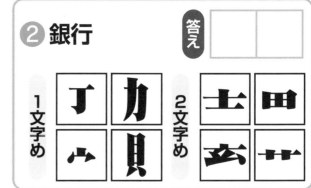

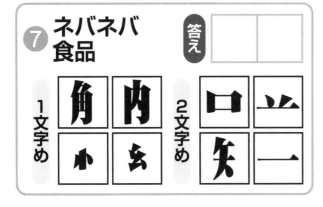

脳活ポイント

記憶力も認知力も堅固になる

正しい漢字を思い浮かべて、バラバラになっている部位を頭の中で組み立てます。回数を重ねれば記憶が更新されて堅固になります。このくり返しで物を正確に理解する認知力も強化されます。

目標時間

50代まで	60代	70代以上
15分	25分	30分

正答数 ／16問　かかった時間 分

⑨ 江戸時代の郵便

答え

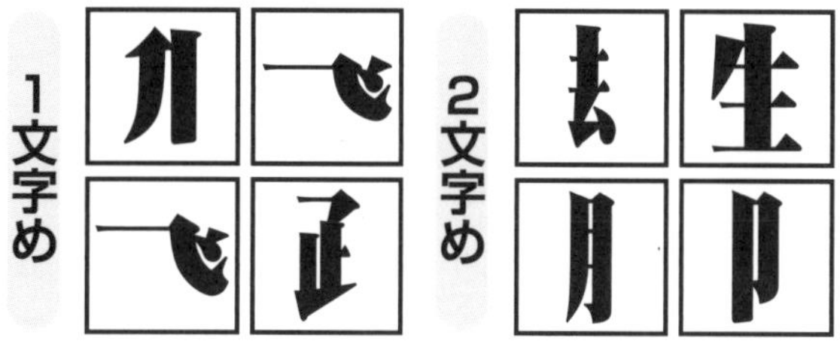

⑩ ランチ

答え

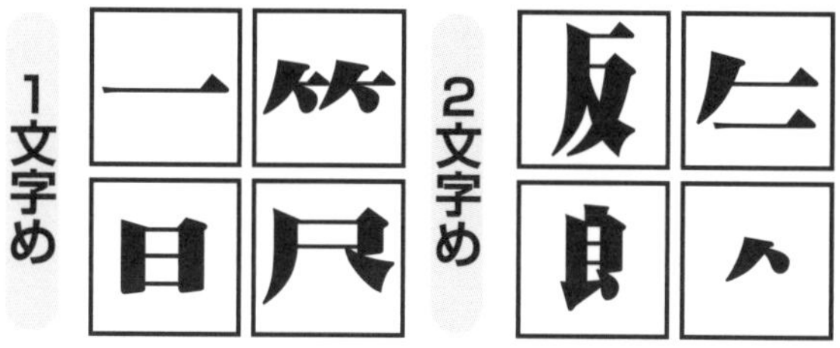

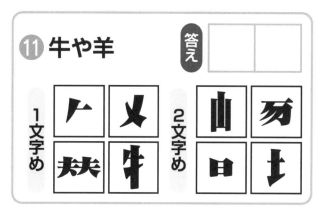

⑪ 牛や羊

答え

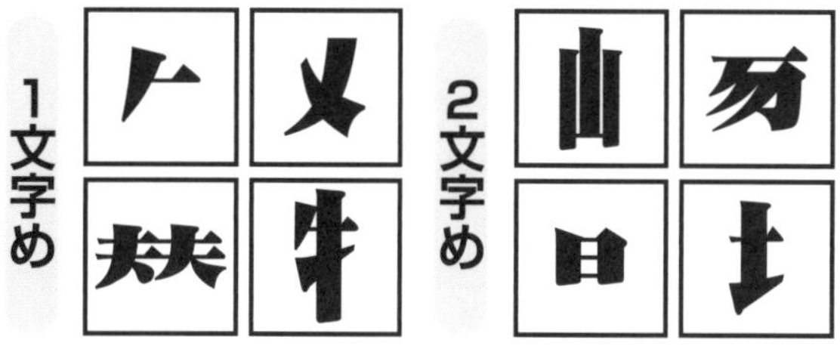

⑫ 手術前の注射

答え

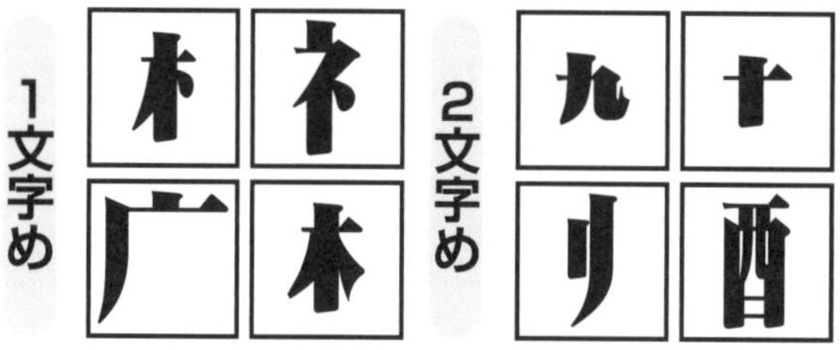

⑬ エッセー

答え

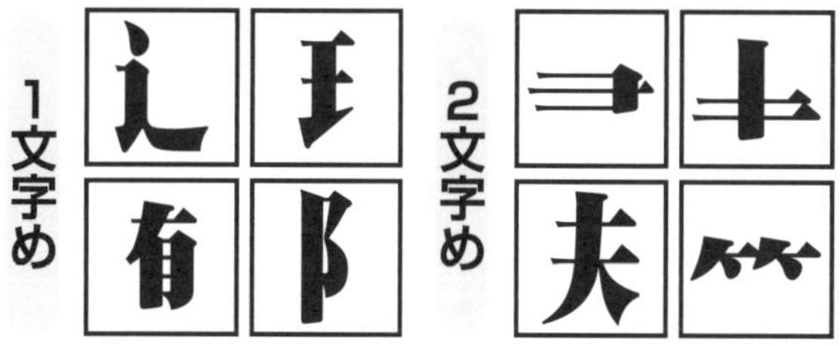

⑭ 緑色の粉

答え

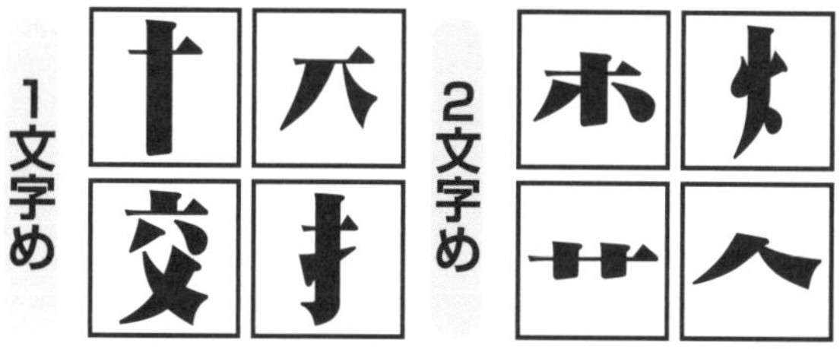

⑮ 運動

答え

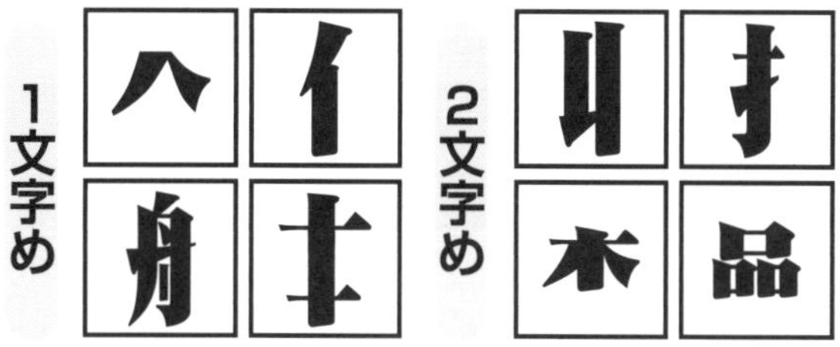

⑯ 床屋

答え

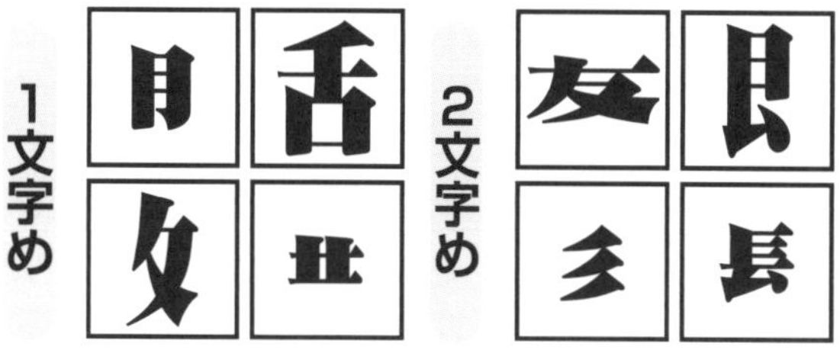

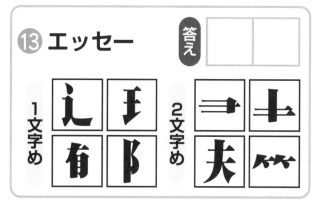

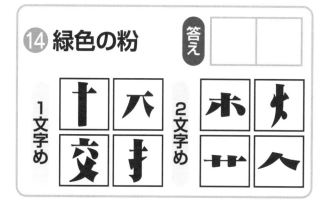

解答 ⑨飛脚、⑩昼飯、⑪牧場、⑫麻酔、⑬随筆、⑭抹茶、⑮体操、⑯散髪

26日目 漢字結び四字熟語

実践日

　　月　　日

難易度④★★★★☆

A～D群、E～H群の囲みの中にある漢字をそれぞれ1字ずつ、順に結びつけて、合計で12個の四字熟語を作ってください。A～D群、E～H群の漢字は1回ずつ、すべて用います。解答は順不同です。

A群		B群		C群		D群	
付	一	体	石	一	専	心	衰
弱	優	身	柔	雨	雷	読	然
勧	玉	態	善	必	依	世	転
立	絶	意	耕	出	混	悪	交
盛	心	肉	者	絶	懲	断	食
旧	晴	和	機	強	不	同	命

	A群	B群	C群	D群
①				
②				
③				
④				
⑤				
⑥				

	A群	B群	C群	D群
⑦				
⑧				
⑨				
⑩				
⑪				
⑫				

解答　①～⑫旧態依然・付和雷同・勧善懲悪・優柔不断・弱肉強食・晴耕雨読・玉石混交・心機一転・一意専心・絶体絶命・盛者必衰・立身出世

脳活ポイント

ひらめきと直感力が磨かれる

漢字一つひとつを見ると、さまざまな熟語が浮かんでくると思いますが、それぞれを関連付けて熟語にするには、ひらめきが不可欠です。パッと見てどれとどれが結びつきそうか、直感力を磨きましょう。

目標時間

50代まで	60代	70代以上
15分	25分	30分

正答数　　／24問

かかった時間　　分

E群		F群		G群		H群	
創	不	眠	頭	同	徹	散	々
呉	大	客	意	非	晩	麻	磨
主	枝	器	刀	工	転	成	休
質	百	実	越	乱	集	夫	健
離	徹	戦	合	錬	剛	舟	節
是	快	々	葉	不	末	尾	倒

	E群	F群	G群	H群
⑬				
⑭				
⑮				
⑯				
⑰				
⑱				

	E群	F群	G群	H群
⑲				
⑳				
㉑				
㉒				
㉓				
㉔				

解答 ⑬～㉔不眠不休・創意工夫・離合集散・快刀乱麻・是々非々・質実剛健・主客転倒・呉越同舟・枝葉末節・徹頭徹尾・百戦錬磨・大器晩成

27日目 読み仮名しりとり

実践日
月　日

難易度5★★★★★

各問、漢字で書かれた6つの言葉の読み方で、しりとりを作ってください。読み方の最後の文字が、次の読み方の最初にきます。解答欄には、①～⑥の番号を書いてください。

1

①修羅場　②烏骨鶏
③熊手　④意固地
⑤出刃包丁　⑥万有引力

□▶□▶□▶□▶□▶□

2

①煙突　②卯月
③松葉杖　④黒毛和牛
⑤気象予報士　⑥通天閣

□▶□▶□▶□▶□▶□

3

①立身出世　②草花
③南蛮料理　④歌舞伎座
⑤無頓着　⑥雑務

□▶□▶□▶□▶□▶□

4

①演技派　②唯一無二
③鼻緒　④灯油
⑤小田原評定　⑥似顔絵

□▶□▶□▶□▶□▶□

5

①宇宙飛行士　②身支度
③回転寿司　④松竹梅
⑤田舎　⑥勲章

□▶□▶□▶□▶□▶□

6

①河川敷　②氏神
③月極駐車場　④三日坊主
⑤奇妙奇天烈　⑥愛好家

□▶□▶□▶□▶□▶□

7

①季刊誌　②森林浴
③足袋　④息吹
⑤口約束　⑥美人薄命

□▶□▶□▶□▶□▶□

8

①黄砂　②年功序列
③破魔矢　④全国制覇
⑤猿真似　⑥大和撫子

□▶□▶□▶□▶□▶□

脳活ポイント

国語力や想起力を磨く

漢字で書かれた6つの言葉を頭の中で読み仮名に変換し、しりとりを作ることで脳の言語中枢が刺激され、国語力や読み方を思い出す想起力が著しく磨かれます。

目標時間

50代まで	60代	70代以上
20分	25分	30分

正答数 ／16問　かかった時間 分

9

①幕府　②予知夢
③虫歯　④不可解
⑤野口英世　⑥一方通行

□▶□▶□▶□▶□▶□

10

①遊園地　②五臓六腑
③天然記念物　④稚児
⑤奥手　⑥梅雨

□▶□▶□▶□▶□▶□

11

①袋小路　②金属探知機
③陣頭指揮　④大阪府
⑤紙一重　⑥笑顔

□▶□▶□▶□▶□▶□

12

①面従腹背　②許嫁
③乙女　④地上波
⑤県庁所在地　⑥得意顔

□▶□▶□▶□▶□▶□

13

①屋台骨　②千変万化
③蚊帳　④右往左往
⑤為替　⑥年賀状

□▶□▶□▶□▶□▶□

14

①七味唐辛子　②如月
③重要文化財　④銀閣寺
⑤居留守　⑥四季

□▶□▶□▶□▶□▶□

15

①愛弟子　②伊勢
③六法全書　④切磋琢磨
⑤無作為　⑥思考回路

□▶□▶□▶□▶□▶□

16

①義理人情　②琵琶湖
③内弁慶　④井戸端会議
⑤定休日　⑥根性

□▶□▶□▶□▶□▶□

※解答は86ページをご覧ください

28日目 体の部位当てドリル

実践日

月　　日

難易度③★★★☆☆

①～㉚の文の中には空欄が１ヵ所あり、そこには体の部位に当たる漢字が１文字入ります。下にあるヒントの漢字のどれか１つを用いて、文を成立させてください。リストの漢字はそれぞれ１度しか使いません。

①～⑭のリスト

骨	歯	腰	目	爪	手	口
首	眉（まゆ）	腹	鼻	耳	肩	足

①攻守が激しく入れ替わる試合で、□に汗を握った。

②この企画の欠点を指摘されて、□が痛かった。

③わずか１年で□が砕け、撤退することになった。

④買おうとしたが、値段を見て二の□を踏んだ。

⑤誠実そうでも、ウソばかりいう□が黒い人物だ。

⑥数多くの商品からこれを選ぶとは、実に□が高い。

⑦彼は□が堅いので、ほかの人が知ることはないね。

⑧□が浮く言葉をいわれても、全くうれしくない。

⑨ギャンブルで借金がかさみ、□が回らなくなった。

⑩階段の上り下りが多すぎて、□で息をしている。

⑪子供時代は□に火をともすような生活だった。

⑫彼はあの夏の日から彼女に□抜きにされた。

⑬優勝したのを□にかけて、練習に来なくなった。

⑭反省の色が見えないので、□をつり上げて怒鳴った。

解答 ①手、②耳、③腰、④足、⑤腹、⑥目、⑦口、⑧歯、⑨首、⑩肩、⑪爪、⑫骨、⑬鼻、⑭眉

脳活ポイント

記憶力がたくましくなる

何気なく使っている日常会話には、体の部位を比喩的に用いる言い回しが数多くあります。改めて文章で見たときに正確に思い出せるかどうか、記憶力を鍛えましょう。使い慣れていない言葉は覚えてください。

目標時間

50代まで	60代	70代以上
20分	25分	30分

正答数　／28問

かかった時間　分

⑮〜㉘のリスト

腹	眉（まゆ）	目	鼻	肩	頬（ほお）	喉（のど）
足	口	爪	腰	指	耳	舌

⑮ 彼女が作る中華料理に□つづみを打った。

⑯ 誰もいない２階から大きな音がして□が抜けた。

⑰ このまま□をつぶっていると、要求がどんどん高まる。

⑱ みんな優秀で、自分がいたら□を引っぱってしまう。

⑲ ウソばかりついている彼女の話には□を貸さない。

⑳ 遠くからきたのに、□であしらわれてがっかり。

㉑ 秘密だったのに、つい□がすべってしまった。

㉒ 無理だと思っても、□を割って話せばなんとかなる。

㉓ お金が増えるという話は、□に唾をつけて聞いている。

㉔ そのおもちゃを□から手が出るほど欲しがった。

㉕ 先輩と□を並べるくらいテニスが上達している。

㉖ 腹痛で、夕食は□をくわえて見ているほかなかった。

㉗ 雪辱を果たすため、□を研いでこの日を待っていた。

㉘ 珍しいお菓子で、食べたら□が落ちそうになった。

解答　⑮舌、⑯腰、⑰目、⑱足、⑲耳、⑳鼻、㉑口、㉒腹、㉓眉、㉔喉、㉕肩、㉖指、㉗爪、㉘頬

29日目 しりとり迷路

実践日

月　日

難易度④★★★★☆

熟語の読み方でしりとりをし、指定された数の熟語を通ってスタートからゴールまで進みます。移動は縦横のみで、斜めには動けません。道を黒くなぞりながら、通った熟語に○をつけていきましょう。

① 全部で14個の熟語を通ります

スタート 遠路	廊下	会社	夜間	公開	賞賛
水物	金網	巫女	速報	説明	電卓
民家	乗馬	工事	内科	感覚	区画
正解	爆笑	閏年	水菜	仲人	同盟
受賞	名家	親戚	黄身	未練	委託 ゴール

② 全部で24個の熟語を通ります

スタート 会誌	守秘	日傘	野宿	共有	販売
中庭	火花	細工	安物	農家	文章
脇見	土産	保護	徹夜	神様	松茸
適切	現場	危機	切手	前足	経由
普段	幕府	吹雪	添付	旅路	床下
活性	負荷	風化	頂上	蛇口	多彩
世代	鉄板	花壇	歌声	縁起	牛乳 ゴール

脳活ポイント

注意力が着実に鍛えられる

しりとりを頭の中で行い、進む方向を見つけます。ちゃんと文字がつながっているのか確認しつつ行うので、注意力が着実に鍛えられます。また、漢字の数が多いので集中力も必要になります。

目標時間

50代まで	60代	70代以上
20分	25分	30分

正答数　／4問

かかった時間　分

③ 全部で14個の熟語を通ります

スタート

前途	年下	黄昏	休憩	決意	防止
周期	体型	連呼	刺激	参加	加熱
政治	寝癖	小骨	大使	審査	順次
自慢	台詞	富豪	裏方	流石	楽器
傾向	車内	体感	大陸	空白	兄弟

ゴール

④ 全部で24個の熟語を通ります

スタート

甘酒	政府	風味	未来	集合	店舗
犬歯	老舗	味方	宝物	濃縮	草餅
指示	包囲	対決	通販	工面	直角
自明	輪郭	海苔	本物	駆使	孔雀
農園	背後	流派	牛歩	審議	急所
薄皮	合同	渦潮	大味	実績	併設
話題	延長	配置	児童	距離	立食

ゴール

※解答は87ページをご覧ください

30日目 漢字推理ドリル

実践日

月　日

難易度5★★★★★

各問、A～Hの各マスに漢字１字を入れ、それぞれ三字熟語か四字熟語にしてください。❶～❹各問の番号が同じマスには、同じ漢字が入ります。熟語が１つできるごとに正解とします。

❶

Ⓐ 私 □① □②

ヒント 私○○のため駐車厳禁

Ⓑ □③ □④ □② 点

ヒント まん中の場所

Ⓒ □⑤ 人 □⑥

ヒント 未熟者

Ⓓ □⑦ □⑧ □⑥ 線

ヒント ５～７月に出現する気象現象

Ⓔ □⑨ 耕 □⑧ □⑩

ヒント 心穏やかな暮らし

Ⓕ □⑩ □⑪ 週 □④

Ⓖ □③ □⑫ □⑤ 端

Ⓗ □⑥ □⑫ □① □⑬

❷

Ⓐ □① 技 □②

ヒント スポーツでよく使われる言葉

Ⓑ □③ 葉 □④

ヒント 日本最古とされる和歌の書籍

Ⓒ □⑤ □② 検 □⑥

ヒント 空港でのボディチェックを日本語で

Ⓓ □③ □⑦ 旗

ヒント 運動会などでよく見られる世界中の旗

Ⓔ □⑧ □⑤ □⑨ 頭

ヒント ひたすら謝罪すること

Ⓕ 群 □④ □① □⑩

Ⓖ □⑨ 姿 □⑪

Ⓗ □⑦ □⑪ □⑫ □⑥

解答

❶Ⓐ私有地、Ⓑ中間地点、Ⓒ半人前、Ⓓ梅雨前線、Ⓔ晴耕雨読、Ⓕ読書週間、Ⓖ中途半端、Ⓗ前途有望（または前途有為）、

❷Ⓐ心技体、Ⓑ万葉集、Ⓒ身体検査、Ⓓ万国旗、Ⓔ平身低頭、Ⓕ群集心理、Ⓖ低姿勢、Ⓗ国勢調査

脳活ポイント

直感力と推理力を鍛える

空欄に入る漢字をパズルのように推理するため、直感力や推理力、想起力が鍛えられます。また、言語をつかさどる側頭葉が活性化し、国語力や語彙力の鍛錬にも大いに役立つと考えられます。

目標時間

50代まで	60代	70代以上
20分	25分	30分

正答数　　／32問

かかった時間　　分

③

Ⓐ □(①) □(②) □(③) 行

ヒント 片側車線のみ

Ⓑ □(④) 信 □(⑤) □(③)

ヒント 連絡がつかないこと

Ⓒ 五 □(⑥) □(④)

ヒント「あいうえお」から「わをん」まで

Ⓓ □(⑥) 中 □(⑦) □(⑧)

ヒント ほとんど、大部分

Ⓔ □(①) □(⑨) 前

ヒント 成人になること

Ⓕ □(⑧) 死 □(①) □(⑩)

Ⓖ □(②) □(⑪) □(④) 痴

Ⓗ □(⑦) □(②) □(⑫) □(⑨)

④

Ⓐ □(①) □(②) 書

ヒント ドクターが読む専門書

Ⓑ 研 □(③) □(①)

ヒント 病院で学ぶ実習生

Ⓒ □(①) □(④) 同 □(⑤)

ヒント 治す薬と食事はいっしょ

Ⓓ □(⑥) □(⑤) 氏

ヒント 昔の物語のプレイボーイ

Ⓔ □(②) 校 □(⑦) □(⑧)

ヒント 運動会や文化祭など

Ⓕ □(⑨) 者 □(③) □(⑦)

Ⓖ □(⑥) □(⑩) 成

Ⓗ □(③) □(②) □(⑪) □(⑦)

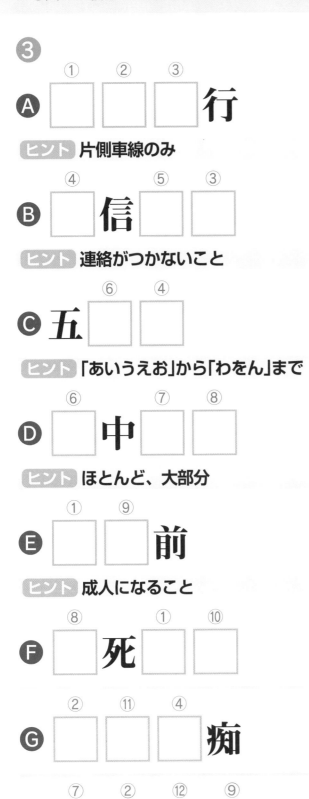

解答 ❸Ⓐ一方通行、Ⓑ音信不通、Ⓒ五十音、Ⓓ十中八九、Ⓔ一人前、Ⓕ九死一生、Ⓖ方向音痴、Ⓗ八方美人、❹Ⓐ医学書、Ⓑ研修医、Ⓒ医食同源、Ⓓ光源氏、Ⓔ学校行事、Ⓕ武者修行、Ⓖ光合成、Ⓗ修学旅行

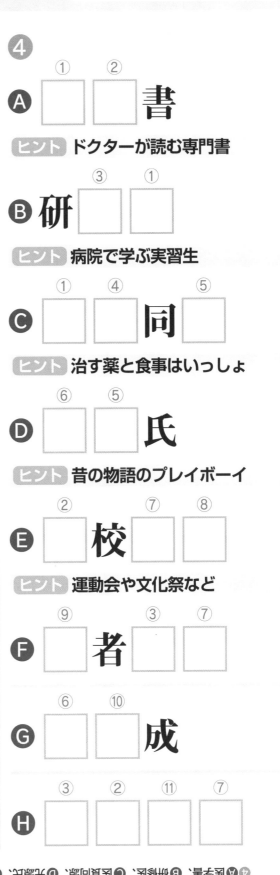

8日目 数字つなぎ三字熟語

❶

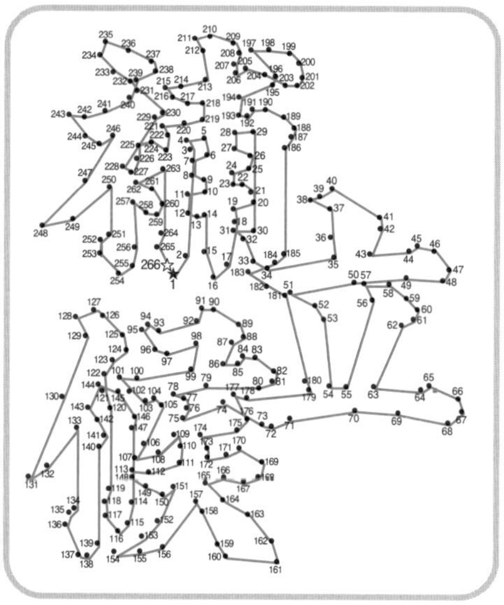

答え 立 候 補

❷

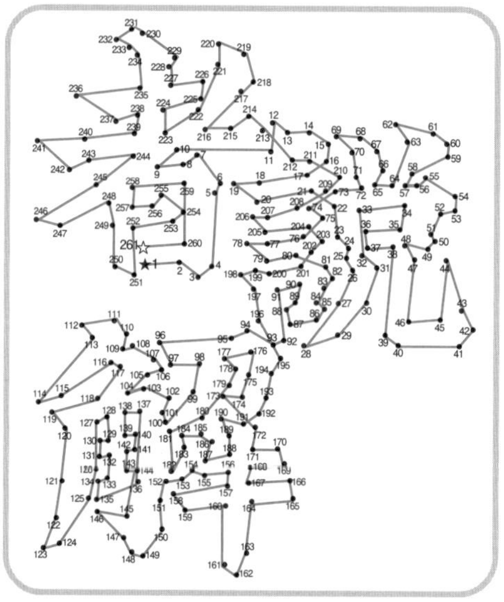

答え 解 説 者

12日目 読み仮名しりとり

❶⑥⑤②④③①(やおや→やろうじだい→いとでんわ→わくせいたんさき→きたはんきゅう→うたごえ)、
❷⑤①④③⑥②(ききかんりのうりょく→くちぐるま→まつばづえ→えんしゅうりつ→つみたてちょちく→くじゅうくり)、
❸③②①④⑥⑤(きょうほ→ほんるいだ→だいめいし→しんようきんこ→こくりつきょうぎじょう→うんてんめんきょしょう)、
❹③⑥④⑤②①(こうさ→さんがくきゅうじょたい→いふく→くうきせいじょうき→きたいち→ちきゅうぎ)、
❺⑤③①②④⑥(ひょうこうさ→さいだいしゅんかんふうそく→くだもの→のうてんき→きょうてんどうち→ちょうおんぱ)、
❻③⑤④①⑥②(へんせいき→きしょうてんけつ→つうようぐち→ちゅうこ→こうきょうこうこくきこう→うんかい)、
❼⑤①③②④⑥(おとさた→たいこ→こきゃくまんぞくど→どうよう→うよきょくせつ→つうがくろ)、
❽②④③①⑤⑥(びわこ→こうがんむち→ちくぜんに→にまいじた→たいりくおうだんてつどう→うちべんけい)
❾③④①⑥②⑤(こうそ→そんたく→くまもとじょう→うんめいきょうどうたい→いしだたみ→みずたまもよう)、
❿①③⑥②④⑤(ほねしごと→とうか→かいじょうほあんちょう→うそはっぴゃく→くうぜんぜつご→ごりむちゅう)、
⓫③⑥①⑤②④(けいざいせいちょうりつ→つきぎめちゅうしゃじょう→うらぐち→ちゃきんずし→しんねんど→どたんば)、
⓬②⑥①④③⑤(ふかかい→いっきょしゅいっとうそく→くろしお→おうせいふっこ→こうずか→かないあんぜん)、
⓭⑤①③④②⑥(うちゅうかいはつぎじゅつ→つゆ→ゆうびんきょく→くちべた→たいき→きしょうかち)、
⓮⑥②④①③⑤(にっこうとうしょうぐう→うすぎ→ぎんせかい→いたまえ→えきじょうか→かいとうらんま)、
⓯④⑤②③⑥①(けんさち→ちほうじちたい→いつわ→わかだんな→なんこうふらく→くつした)、
⓰③⑤④①②⑥(にちじょうさはんじ→じんとうしき→ききいっぱつ→つきやま→まじめ→めいきょうしすい)

その他のドリルの解答は各ページの下欄に記載しています。

14日目 しりとり迷路

❶ 全部で12個の熟語を通ります

寝言	豆腐	不明	住宅	正規	遺産
東西	風紀	如月	会計	値段	個性
補欠	気圧	議長	雨季	真似	音色
修正	追伸	団扇	若者	野山	朗読
報告	購入	再度	納付	不備	暗闇

スタート：寝言　ゴール：暗闇

❶寝言→豆腐→風紀→如月（きさらぎ）→議長→団扇（うちわ）→若者→野山→真似（まね）→音色（ねいろ）→朗読→暗闇

❷ 全部で22個の熟語を通ります

元気	収録	仮説	制限	通期	表紙
給油	浴衣	外貨	表裏	理屈	講義
優勝	態度	動画	学費	通例	遠足
運転	真理	土筆	悲願	石頭	真上
経済	履歴	空室	娯楽	迷子	証拠
黒豆	帰宅	靴下	工夫	腕輪	若葉
名簿	有料	太刀	中古	国家	回帰

スタート：元気　ゴール：回帰

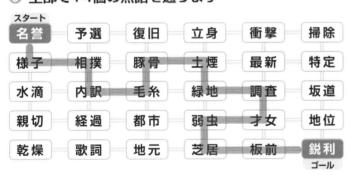

❷元気→給油→浴衣（ゆかた）→態度→動画→学費→表裏→理屈→通例→石頭→迷子（まいご）→娯楽→空室→土筆（つくし）→真理→履歴→帰宅→靴下→太刀（たち）→中古→国家→回帰

❸ 全部で14個の熟語を通ります

名誉	予選	復旧	立身	衝撃	掃除
様子	相撲	豚骨	土煙	最新	特定
水滴	内訳	毛糸	緑地	調査	坂道
親切	経過	都市	弱虫	才女	地位
乾燥	歌詞	地元	芝居	板前	鋭利

スタート：名誉　ゴール：鋭利

❸名誉→様子→相撲（すもう）→内訳→毛糸→豚骨（とんこつ）→土煙→緑地→調査→才女→弱虫→芝居（しばい）→板前→鋭利

❹ 全部で22個の熟語を通ります

恋愛	飲料	高級	注文	起動	裏目
岩手	姉妹	移住	有志	区域	騎士
展示	休止	師走	落語	互角	敷地
受理	利益	隙間	絵柄	夜景	父親
理系	定時	真冬	行方	突風	山里
長期	待機	湯水	大切	内股	体育
知能	好転	図形	違反	足袋	微妙

スタート：恋愛　ゴール：微妙

❹恋愛→岩手→展示→受理→利益→休止→師走（しわす）→隙間→真冬→行方（ゆくえ）→絵柄→落語→互角→区域→騎士→敷地→父親→山里→突風→内股→足袋（たび）→微妙

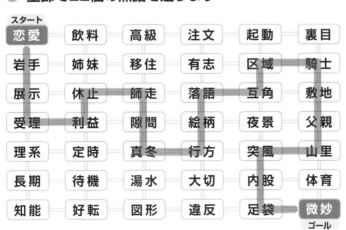

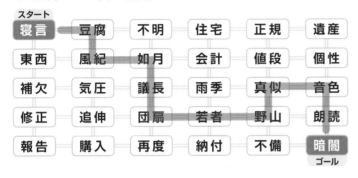

漢字脳活ひらめきパズル⑨ 解答

23日目 数字つなぎ三字熟語

❶

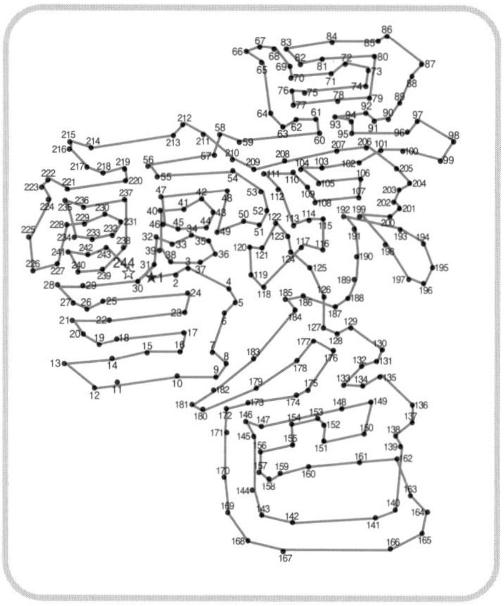

答え 雪 景 色

❷

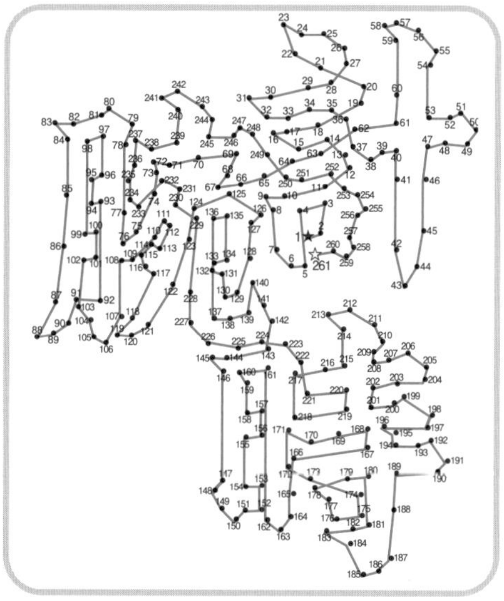

答え 腕 時 計

27日目 読み仮名しりとり

❶①⑥③⑤②④(しゅらば→ばんゆういんりょく→くまで→でばぼうちょう→うこっけい→いこじ)、
❷③①⑥④②⑤(まつばづえ→えんとつ→つうてんかく→くろげわぎゅう→うづき→きしょうよほうし)、
❸④⑥⑤②③①(かぶきざ→ざつむ→むとんちゃく→くさばな→なんばんりょうり→りっしんしゅっせ)、
❹④②⑥①③⑤(とうゆ→ゆいいつむに→にがおえ→えんぎは→はなお→おだわらひょうじょう)、
❺②⑥①④⑤③(みじたく→くんしょう→うちゅうひこうし→しょうちくばい→いなか→かいてんずし)、
❻⑥①⑤③②④(あいこうか→かせんじき→きみょうきてれつ→つきぎめちゅうしゃじょう→うじがみ→みっかぼうず)、
❼③⑥④①②⑤(たび→びじんはくめい→いぶき→きかんし→しんりんよく→くちやくそく)、
❽④③⑥①⑤②(ぜんこくせいは→はまや→やまとなでしこ→こうさ→さるまね→ねんこうじょれつ)
❾⑤②③①④⑥(のぐちひでよ→よちむ→むしば→ばくふ→ふかかい→いっぽうつうこう)、
❿⑤③⑥①④②(おくて→てんねんきねんぶつ→つゆ→ゆうえんち→ちご→ごぞうろっぷ)、
⓫⑤⑥④①③②(かみひとえ→えがお→おおさかふ→ふくろこうじ→じんとうしき→きんぞくたんちき)、
⓬⑥③①②⑤④(とくいがお→おとめ→めんじゅうふくはい→いいなずけ→けんちょうしょざいち→ちじょうは)、
⓭⑤②③①⑥④(かわせ→せんぺんばんか→かや→やたいぼね→ねんがじょう→うおうさおう)、
⓮①⑥②④③⑤(しちみとうがらし→しき→きさらぎ→ぎんかくじ→じゅうようぶんかざい→いるす)、
⓯⑤②④①⑥③(むさくい→いせ→せっさたくま→まなでし→しこうかいろ→ろっぽうぜんしょ)、
⓰⑤②⑥③④①(ていきゅうび→びわこ→こんじょう→うちべんけい→いどばたかいぎ→ぎりにんじょう)